医者がすすめる「最強の食べ方」

オフェンシブ栄養学

藤本幸弘 著
小林崇記 協力

オリーブの木

はじめに

　私は医師として東京は千代田区、半蔵門でクリニックを営んでいます。保険診療の取り扱いはなく、つまり病気の方が御来院されることはありません。完全自由診療、健康な方を対象とした、アンチエイジングに特化したクリニックで診療を行っています。当然ながら患者さんはお元気な方ばかり。もっと若々しく元気になりたい、もっと綺麗になりたいという明確な目標をもたれています。健康や美容に関する情報に敏感で、実際意識も高く、日々食事やトレーニング、健康診断やサプリメントの摂取を積極的に行っておられる方々です。私のクリニックだけでなく、他にも医療機関やエステティックサロン、鍼灸院にトレーニングジムなどに通われている方も多く、お財布の中には会員証や割引券がひしめいているのだろうな、と想像できてしまう方ばかり。そんな皆さまは基本的に明るく、前向きで、未来に希望を持っています。

　そう、この本を手に取って下さったあなたのような方です。

それがどうしたことでしょう。この数年あまり以前のような元気がなくなってしまったり、自信をすこし失くしてしまわれたり。あるいは今のままではいけない、なにか変えないと……と焦っておられる方をお見受けするようになりました。

ひとつの要因に、新型コロナウィルスがあるのでしょう。コロナ以前に見ていた未来は少々軌道を変え、コロナ以前に思っていた自分自身の健康は考えていたよりも脆いものだったのかもしれない、と一抹の不安が心を過ったのでしょう。何よりも、ワクチン接種や隔離など自身ではコントロールの効かない世界的な対応策に、嵐の中の小舟のように揺さぶられ、どこに向かうべきなのか航路を判断しかねているようです。

以前よりも強くならなければ、この先の未来を生き抜いていけないのではないか、と――。

遡ること2018年、私は「ディフェンシブ栄養学」という本を書きました。あのときは自分自身を守る術と知識を身に着ければ良かったからです。しかしあれから5年が経ち、世界は変わってしまいました。そう、ディフェンス――「守る」だけでは生きていけない世界に。

この書では新たに「オフェンス」＝「攻める」ということを考えていきたいと思います。

医師　医学博士　工学博士　薬学博士
クリニックF院長　藤本《ふじもと》　幸弘《たかひろ》

目次

第2章

オフェンシブ❶ 体をサビつかせない

第3章

オフェンシブ❷ 免疫力を補強する

第4章

オフェンシブ❸ テストステロン活性を上げる

第5章 もっと元気になるスーパーフード

ミツバチ由来のスーパーフード 150

Column

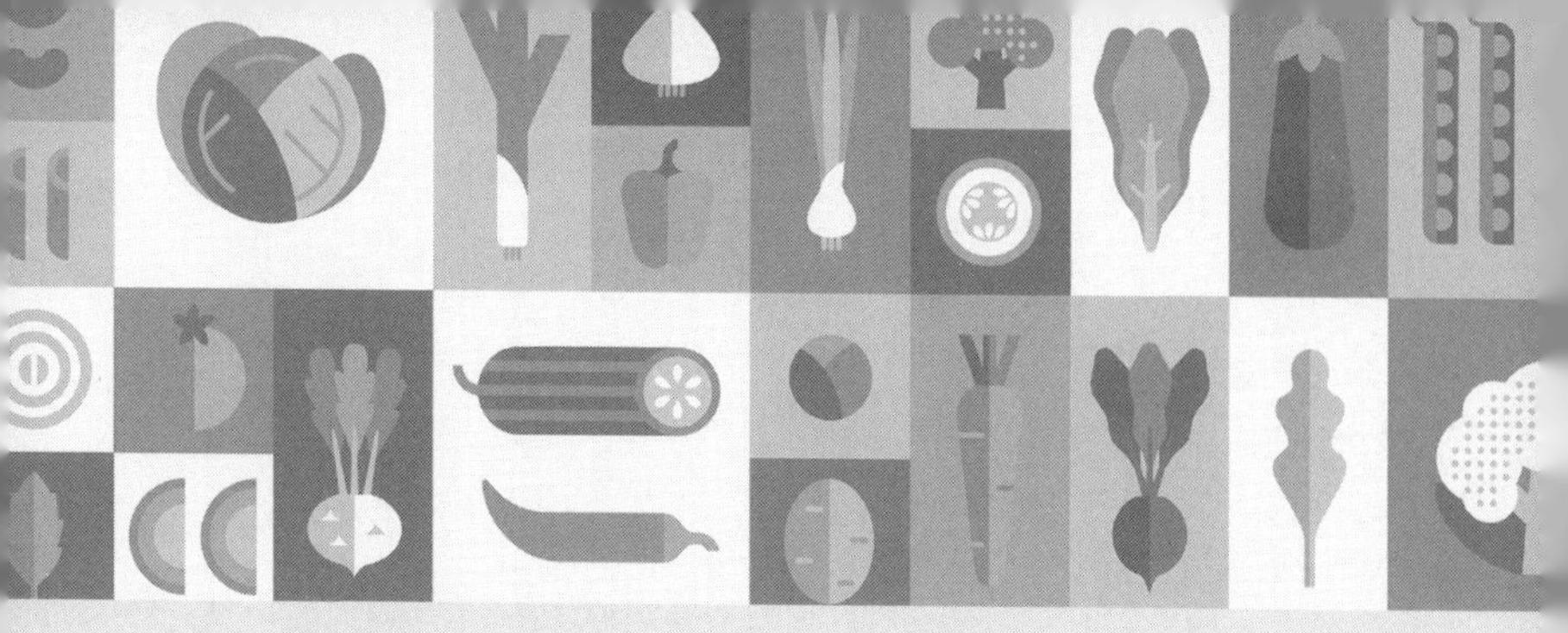

第1章

もっと元気になるオフェンシブ栄養学

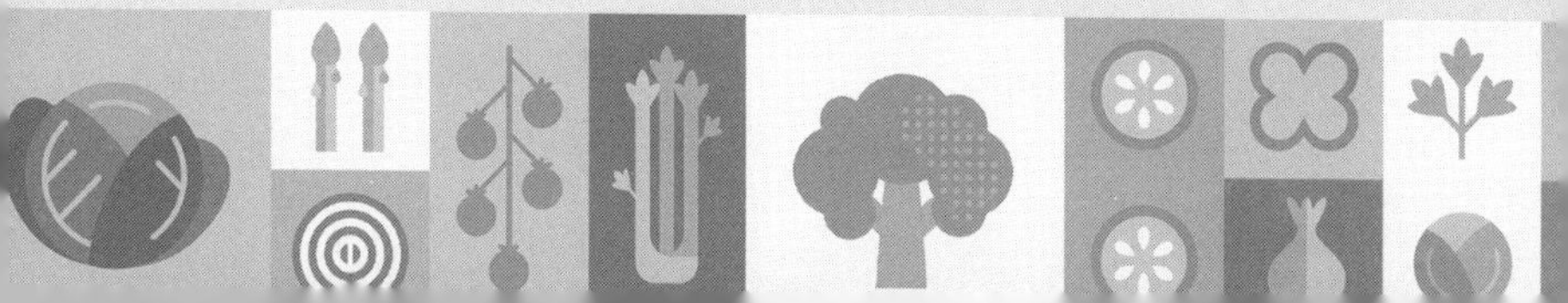

医学は本当に万能なのか

新しい栄養学の本を書こうとするときに必要なことは、古い栄養学（今も学校で教えられている栄養学です）への評価を明確にすることです。実際、古い栄養学の恩恵を受けている人は、少なからず存在します。日本でいえば、戦後の復興期は、ほぼ１００％の国民が栄養学のお世話になりました。それは、ひと言でいえば「栄養素の足りていない」人のための栄養学でした。

乳幼児を育てる場合にも、古い栄養学は大活躍します。人間が育つ過程において必須要素を挙げる際に、栄養学的基礎は、時代によってそう大きく変わるものではないからです。

しかし、現代の日本には、大きく変わったものがあります。それは人口の年齢別構成比です。たとえば、昭和の日本は人生60年と言われていました。アニメ番組『サザエさん』の波平さんの年齢設定は54歳。福山雅治さんがちょうどその年に当たりますが、信じられませんよね。一方で現在の日本の平均寿命は80歳を超えています。そうなると、昭和時代の年齢の1・5倍ぐらいが現代の実年齢と考えたほうがいいのではないでしょうか。

これから書かれる栄養学の本は、多くの人に読んでもらうために、対象読者として50歳以上の壮年期を意識せざるを得ません。これらの年代の方々がより元気になれる、攻めの栄養学が必要なのです。

●医学に万能感のあった80～90年代

80～90年代にかけての医学は、目に見えるものに関してほぼすべてが解明されたと思えた時代でした。心電図や脳波が発見され、電子顕微鏡が発明されたことでウイルスも見えるようになりました。組織学的にも生理学的にも臓器の機能がわかってきた時代で、医師たちは万能感に満ちていたものです。

当時は解剖学上で機能がわかっていなかった虫垂《ちゅうすい》や脾臓が外傷や炎症を起こすと、乱暴に取り去っていたわけです。栄養素だけを抽出したサプリメントを販売していましたし、がんも大きく取り去ったほうがいいと考えていました。

しかしそれは、見えていないものを「ない」ものと考える、浅薄な態度に過ぎませんでした。21世紀に入ろうとする頃から現在に至る四半世紀の間で、医学には飛躍的な発見や進歩が起こり、それまでの常識が覆りました。

●人体は思ったより複雑だった

たとえば、チンパンジーと約99％も同一であるDNA遺伝子は、「ゴミのような無駄な情報ばかりだ」と教科書には書いてありましたが、現在ではそのゴミだと思われた部位にたくさんの情報が書き込まれていることがわかりました。たとえば、唾液から採取したDNAで、あたかもモンタージュ写真に近いような顔写真が合成できる時代になったのです。

遺伝子は、DNAだけでなく、遺伝子情報の伝達やタンパク質合成を行うRNAも解析できるようになりました。要はゲノムが全部読めるだけではなく、ゲノムからたった今、何のタンパク質が作られているかまで読めるようになったということです。

脳の血流がファンクショナルMRIで断面図の状況で計測できるようになり、脳の動きがわかったため、感情や音楽を聴いたのちの脳の反応などが研究対象になってきたのも大きな変化です。

脂肪細胞や筋肉細胞、さらに腎臓の細胞に至るまで、体内の多くの細胞が、気の遠くなるほどのメッセージ物質のやり取りをしていることがわかってきました。また、60兆個の体内の細胞に対して、100兆個もあるといわれる腸内細菌が独自のネットワークでメッセージ物質をやり取りして、人間の感情までコントロールしている可能性があることも明らかになったのです。

つまり人体は、人間が想定していたよりもはるかに複雑だということがわかってきました。そうなると、機能不明の虫垂や脾臓は取ってしまっていい、がんはなるべく大きく切除したほうが安全だ、という考えは旧態依然的で少し乱暴だったかもしれません。いったい何が正しいのか、立ち止まって考える必要が出てきました。

●医者は健康の専門家ではない

根本に立ち返って考えると、我々医者は「病気の専門家」であって、「健康の専門家」ではないのです。病気についてては学生時代から学び、多くのことを知っていますが、健康が何かということはよくわかっていません。病気がないことが健康だとしても、発病する前のどの段階に今いるのか、客観的に測定する手段が欠けています。

生物学に属する医学は、100％正しい解法はなく、多くのケースを想定して、総合点で高い解法を選択する学問であると言わざるを得ません。そうなったのは、医学が臓器ごとに細分化されたからです。臓器ごとのエビデンスはあっても、全人的なエビデンスがなくなってしまいました。

たとえば、102歳のがん患者さんがいたとします。ある臓器のがんになったとすると、腫瘍外科医は、それを切除・摘出しようとします。しかしながら、102歳の患者さんのがんがそこまで進行が速いとも思えない。さらに、そのがんを切り取る手術や術後に、どんな影響が出るかは個人差があります。超高齢者にがんを見つけたら、切るというのが本当に正しいかどうかはわからないのです。何よりQOL（クオリティ・オブ・ライフ：生活の質）が落ちてしまいます。放置しても102歳ならがんと共に数年間生きて、別の病気で亡くなる可能性もあります。超高齢化社会には、全人的な視野に立った個人個人に合わせた対処が必要なのです。

●新型コロナウイルスを教訓に

今の世の中は（特に今の日本は）、権威のある人々が出した方針は無批判に守るべきだという自粛傾向に満ちています。その一つが、新型コロナウイルス感染症に対する極端な反応でした。

パンデミックが起こった初期、発熱への対応を間違えて悲劇が起きたケースもありました。初期に解熱剤を飲み、無理に熱を下げようとした人がいましたが、結果として発熱によってウイルスを殺すことができず、多くの方が亡くなったのです。「発熱は、解熱剤で無理に下げると悪影響を及ぼすことがある」という風邪やインフルエンザのときの常識が、どこかへ消えてしまいました。

もともと人類には、未知の強いウイルスが現われた際には、自力で発熱して殺すしかなかったのです。発熱は、細菌やウイルスに対して、体の免疫系が闘っているから出ると考えなければなりません。私たちは、栄養と睡眠をとり体力の温存に努め、その戦いを邪魔してはいけなかったのです。それほど国民全体が、コロナに翻弄されてしまったといえます。

●すり傷の治療法の変化

私が外科の研修を受けていた時代、手術傷の手当は例外なく毎日、傷口を消毒液で消毒した後、ガーゼを当てて絆創膏で止め、乾燥させるのが当然でした。今では、すり傷や切り傷に対する湿潤療法が普及しています。傷口を生理的食塩水で洗ったら消毒はせず、薬も塗らず、被覆材で覆い、感染しない限り体内免疫に治癒を任せるのです。こうすることで、以前の治療法より早くきれいに治すことができます。

湿潤療法は、免疫の力を使った治療法です。消毒液は細菌を殺すのと同時に、傷を治す細胞や物質を殺し、健康な皮膚まで傷めていました。傷から出てくるジュクジュクした浸出液には傷を治してくれる物質がたくさん含まれていたのに、それを取り除くことばかり考えていたのです。

●大切なのは全人的なものの見方

対症療法ではなく、全人的な視野に立った治療を行うには、どうすればいいのでしょうか。それには確かなエビデンスを得ることです。病気のエビデンスは、敵（原因）がわかっているだけに立証が早くできるのに対し、どうすれば健康を維持できるかのエビデンスの立証には長い時間が必要です。さらに個人差もあります。健康のエビデンスが立証しにくくなったのは、医学が臓器別に細分化されたことも一因にあると思います。

私は、レーザー医療という、新しい機器を使う医療分野を選んだので、教科書がない分野を、エビデンスを取りながら治療方法を開拓する必要がありました。この機器を使って肌質を改善するという分野は、この20年間で特にアメリカを中心に最も進化した医療分野の一つです。私は海外で学会発表を聞き、英文論文を読み、自らも英文で発表することで新しい知識を得てきました。

その過程で科学的なエビデンスを取ることがいかに大事かわかった私は、10年間で三つの大学院に通い、医学、工学、薬学の博士号を取得しました。これは、自然科学の生物学、物理学、化学に相当する博士です。世の理系のエビデンスは、基本的にこの三つの学問の立証手法を用いるからです。

特に病気を主体とした臓器別の西洋医療を扱っていると、「健康とは何か？」ということを忘れてしまいがちになります。あとにも触れますが、正直なところ、体内の抗酸化能力が高い35歳までであれば、どんな生活をしても無理をしても大丈夫でしょう。ただし、その後は遺伝子やそれまでの生活習慣の違いにより、個人差が出てきます。健康な状態を維持するためにも、一人ひとりに合ったオーダーメイドの健康法を探すことが必要になります。そのときにヒントになると思ったのは、現代医学の始祖ともいえる、古代ギリシャ時代のヒポクラテスの経験科学でした。

Column

日本の指導者は理系の知識が足りない

今回のコロナ騒動では、どう考えてもおかしな政策がまかり通ってしまいました。アクリル板の推奨も廃棄もその一つです。新型コロナの5類移行で仕切り用アクリル板が不要になりましたが、リサイクル技術や回収スキームが確立されていないため、9割超が焼却されると言われています。それを聞いて悲しくなったのは私だけでしょうか。

3年半の間に、こうなることは予測できたはずです。どうして先回りして手が打てなかったのか不思議でなりません。その原因は、日本の指導者に理系の知識が少ないという現実があるのではないでしょうか。偏差値の高い優秀といわれる大学を出た人たちが、いわゆる日本のエリートということになりますが、実際には私大の文系の大学入試では理科は要らないところがほとんどです。高校で選択科目にしなければ、化学や生物、物理などの知識が中学校卒業程度、つまり理系リテラシーが低い人たちが、日本の舵取りをしているともいえるのです。

平成の30年間に閣僚を務めた国会議員の文系・理系比率を調べた記事がありました。約400人の閣僚のほとんどが文系（法学部や経済学部）で、理工系は農学系を含めてわずか数人という少なさでした。日本では、文系が総合職、理系は専門技術職という意味のない区分けが行われています。文系出身者がプランを立て、それに従って理系出身者が働くという構図です。その構図が崩れない限り、間違いが繰り返されるかもしれません。（藤本）

自然治癒力という名医

ヒポクラテスは、紀元前460〜375年頃、古代ギリシャで活躍した医者です。ソクラテスやプラトンの同時代人といえばわかりやすいかもしれません。

医学の父と称されるヒポクラテスの功績は、医学を原始的な迷信や呪術から切り離し、臨床と観察を重んじる経験科学へ進化させたことです。世界の医師も、臨床実習開始時、医学部卒業式、医師免許を授与される際などに、まず必ずヒポクラテスの誓いというものを教えられます。

ヒポクラテスは、多くの格言を残しました。それらの一つひとつは、道に迷った私たち現代人の足元を照らし、迷路から脱して進むべき行く手を指し示してくれます。

ここでじっくり、その格言を吟味してみましょう。

●人間の自然治癒力を信じよう

ヒポクラテスの格言は数多く残されています。その一つはこうです。

「人間は誰でも体の中に百人の名医を持っている」

この「名医」というのは、人間の持つ「自然治癒力」を指しています。ヒポクラテスは、自然治癒力が「百人の名医に相当する」と言っているのです。

別のところでは、「私たちの中にある自然治癒力こそ真に病気を治すものである」とも言っています。ヒポクラテスにとって、「自然」は絶対的なものでした。

「人は自然から遠ざかるほど病気に近づく」

「人間がありのままの自然体で自然の中で生活をすれば120歳まで生きられる」

などの格言が、それを物語っています。

では、医者の役割はどこにあるのでしょうか。これについてヒポクラテスは、

「病気は、人間が自らの力をもって自然に治すものであり、医者はこれを手助けするものである」

「病気は神が治し、恩恵は人が受け取る」

と言っています。あくまでも病気を治すのは自然治癒力であり、その力を人間に授けたのは神だというのです。

●自然治癒力のカギは「食」にあり

しかしいくら神から授けられたものだといっても、何もしないで自然治癒力をキープできるわけではありません。食事をし、排泄し、運動し、生活する中で、自然治癒力は磨かれていくのです。中でも大切なのは「食」であることが、ヒポクラテスの格言からわかります。

「汝の食事を薬とし、汝の薬は食事とせよ」

これはヒポクラテスの最も有名な格言ですが、今でいう「食育」そのものであり、「栄養学」そのものです。自然治癒力を高めるためには、正しい食事を摂ることが大切だと、ヒポクラテスは力説しています。

「食べ物について知らない人が、どうして人の病気について理解できようか」

「食べ物で治せない病気は、医者でも治せない」

これらの格言は、今でも栄養学の、ひいては健康に関するあらゆる科学の指針になり得ると思います。それは、全人的なアプローチだからです。

ヒポクラテスはまた、空腹の大切さにも言及しています。

「満腹が原因の病気は空腹によって治る」

「月に一度断食をすれば病気にならない」

「病人に食べさせると、病気を養うことになる。一方、食事を与えなければ、病気は早く治る」

●現代にも通じる教えの数々

ヒポクラテスは「食」以外にもさまざまな格言を残しています。

【運動に関するもの】

「歩くと頭が軽くなる」

「筋肉を充分に使っている人は病気に罹りにくく、いつまでも若々しい」

「病気は食事療法と運動によって治療できる」

【排泄に関するもの】

「健全なる体を心掛ける者は完全なる排泄を心掛けねばならない」

「すべての病気は腸から始まる」

【発熱に関するもの】

「患者に発熱するチャンスを与えよ。そうすればどんな病気でも治してみせる」

最後の格言は、私たちに与えられたコロナ禍の試練で得た教訓を思い起こさせます。

ヒポクラテスの全人的な医療に対する考えは、現代でも生かせるのです。

Column

ヒポクラテスの誓いとは

医師の職業倫理、果たすべき任務などについて、ヒポクラテスがギリシャ神へささげた宣誓文です。

「医の神アポローン、アスクレーピオス、ヒュギエイア、パナケイア、およびすべての神々よ。私自身の能力と判断に従って、この誓約を守ることを誓う。

●この医術を教えてくれた師を実の親のように敬い、自らの財産を分け与えて、必要あるときには助ける。

●師の子孫を自身の兄弟のように見て、彼らが学ばんとすれば報酬なしにこの術を教える。

●著作や講義その他あらゆる方法で、医術の知識を師や自らの息子、また、医の規則に則って誓約で結ばれている弟子たちに分かち与え、それ以外の誰にも与えない。

●自身の能力と判断に従って、患者に利すると思う治療法を選択し、害と知る治療法を決して選択しない。

●依頼されても人を殺す薬を与えない。

●同様に婦人を流産させる道具を与えない。

●生涯を純粋と神聖を貫き、医術を行う。

●どんな家を訪れるときもそこの自由人と奴隷の相違を問わず、不正を犯すことなく、医術を行う。

●医に関するか否かにかかわらず、他人の生活についての秘密を遵守する。

この誓いを守り続ける限り、私は人生と医術とを享受し、すべての人から尊敬されるであろう！　しかし、万が一、この誓いを破るとき、私はその反対の運命を賜るだろう」（小林）

●日本にもいた「食育の祖」石塚左玄

日本にもヒポクラテスのような「食育の祖」がいます。

石塚《いしづか》左玄《さげん》（嘉永4年：1851年、福井市生まれ）は、明治時代の医師、薬剤師です。陸軍で軍医、薬剤監となり、少将にまで出世した左玄は多くの著書を著し、食育の重要性を当時の日本に広めました。

石塚左玄は、躾《しつけ》や幼児教育を五徳〈徳育（道徳教育）、食育（食事教育）、体育（運動教育）、知育（知識教育）、才育（才能教育）〉に分け、その上で「学童を持つ人は、体育も知育も才育も、すべて食育にあると考えるべきである」と述べ、体育、知育、才育の基本となる「食育」の重要性を訴えています。

そこに示されたのは、「食育」こそ家庭および学校で行われる教育の根幹である、という思想です。その上で左玄は、「入郷従郷」の考えを説いています。これは「民族の伝統的食習慣を軽々しく変えるべきではない。地方に先祖代々伝わってきた食生活にはそれぞれ意味があり、その土地の食生活に学ぶべきである」という考えです。

さらに左玄は、食の栄養、安全、選び方、組み合わせ方の知識とそれに基づく食生活が、心身ともに健全な人間をつくるという教育、すなわち「食育」の大切さを説いています。

左玄の弟子たちは、仏教用語でもある「身土不二」（身体と自然は一体である）という言葉を使って、左玄の思想を後世に伝えました。

●石塚左玄が提唱した「食の訓《おし》え」

左玄は、日本人が守るべき食育を「食の訓え」と題し、簡単でわかりやすい言葉で人々に伝えています。

1【家庭での食育の重要性】

子どもの教育においては、健康と命に関わる食育が一番大事で、食育は親が行う家庭教育である。

2【命は食にあるという考え】

私たちの心身は食によってつくられているから、食は命そのものである。

３【人間は穀食動物である】
人間は臼歯の数やあごの形から穀物を食べる動物であり、日本人はお米を主として食べる人種である。

４【食物は丸ごと食べる】
栄養は食べ物の一部分にあるのではなく食べ物全体にあるから、なるべくそのまま丸ごと食べるのが体によい。

５【地産地消で地域の新鮮で旬のものを食べる】
住んでいる地域の旬のものを食べることが最も自然で心身に優しく、新鮮で、栄養価も高いので健康になる。

６【バランスのある食事】
食事は偏らず、バランスよく何でも食べることが大切である。

石塚左玄の「食の訓え」は現代の私たちが見失い、すぐにでも実践しなければならない真理に満ちています。

※参考：福井市ホームページ「石塚左玄の紹介」

●現代の病気は過食が原因のものが多い

人類は400万年間、飢餓と闘ってきたといえます。狩猟を中心とした生活であれば、次の獲物を得るまで生き延びなければならない。さらに、穀物を主にした生活であっても天変地異は免れない。なので、飢餓に対する生体の対処は万全ともいえます。

しかしながらこの100年で人間の環境は、冷蔵庫や冷凍庫の完備などにより、食物の保存状況が大きく変わりました。さらに食事を楽しむ文化も生まれました。現在の病気の原因の多くは、過食からきています。生活習慣病、糖尿病、肥満、高血圧などは過食によって血糖を上げる作用に影響があるホルモンの過剰分泌により発症します。成長ホルモン、副腎皮質ホルモン（コルチゾール、アルドステロン）、副腎髄質ホルモン（カテコールアミン）、甲状腺ホルモン、グルカゴン、ソマトスタチンなど、血糖を上げる作用に影響があるホルモンはさまざまありますが、血糖を下げる作用を持つホルモンは、インスリン一択です。人体は、史上初めて、まったく不慣れであった飽食と闘っているともいえるのです。

●なぜ健康理論が変わるのか

みなさんは、「バターとマーガリンはどちらが健康にいいのか（あるいは悪いのか）」という論争をご存知でしょうか。バターもマーガリンも身近な食品なので、片方が「悪」、片方が「善」と割り切っていいものか、気になります。

かつて、「バターの飽和脂肪酸はコレステロール値を上げ、動脈硬化や心臓病の原因になるから、リノール酸が豊富なマーガリンのほうがヘルシーである」と信じられていた時代がありました。しかし、「リノール酸のコレステロール低下作用は短期的なもので、長期的かつ大量に摂り続けると、心臓・脳血管疾患やがん、アレルギー疾患などの原因になる」と報告されてから、マーガリン人気は下火になりました。

「牛乳は体にいいのか、悪いのか」という論争もあります。悪いという説は「カゼインというタンパク質が腸管の炎症を引き起こす、乳糖による消化不良が起こる、前立腺がんや乳がんとの相関が疑われる」などさまざまです。良いという説は「カルシウムなど栄養豊富」が柱なので詳述しませんが、この論争はアレルギー問題や学校給食問題にまで飛び火して、感情論になりかねません。

「糖質制限とケトジェニックダイエットのどちらがいいか」という論争も記憶に新しいものです。なぜ、健康理論は変遷し、互いに争うのでしょうか。

●エビデンスの持つ二面性

健康理論は、エビデンスに基づいています。それなのに真逆の健康理論が争い、どちらも自分側に有利なエビデンスを持ち出してきます。どうしてこのようなことが起こるのでしょうか。

それは、エビデンスに二面性があるからにほかなりません。私は何本も論文を書いているのでわかるのですが、何か意見を書こうというときには、そのまったく反対の主張を書くこともできるのです。医療の世界は、「良薬口に苦し」ではないですが、すべて功罪の二面があります。

こうした論調の中では、自分に都合のいい根拠をかき集め、都合の悪い根拠は無視するということも可能です。科学の世界は中立公平かというと、エビデンスに基づいているとはいうものの、そのときどきでエビデンスは、「解釈」により、かなり流動的であるともいえるのです。真実は一つ。しかしながら解釈は無限なのです。

特に生物学に属する医学の場合は、必ず例外があることを前提とした学問です。100%の人に当てはまる答えはありません。個々人が「自分の感性」で選んでいかなければならないのです。健康や栄養に関していえば、その人のベストはその人によって違います。このことは、何度繰り返しても足りないくらいです。

オフェンシブ栄養学とは

みなさんの中には、栄養失調でフラフラしている方、過剰なダイエットで痩せ過ぎた方、何を食べていいかわからず同じものばかり食べている方は、おそらくいないでしょう（もしいらっしゃれば、前著『ディフェンシブ栄養学』を読んでください）。そうではなく、きちんと食事を摂り、ある程度体を動かし、前向きに生きていらっしゃる方が多いと思います。

そんなみなさんが、「もっと体にいいものを選びたいのだけど、どうすればいいかわからない」「今よりもっと元気になりたいのだけど、どうすればいいかわからない」と思っているとしたら、オフェンシブ栄養学がピッタリです。

ここから先は、「多くの人は知らないけれど、一部の人が知っていて実践していること」「何を食べればいいかを知るだけで、人生が劇的に変わること」が書かれています。さあ、あなたも攻撃的な栄養学の世界へ足を踏み入れてください。

●栄養学のダブルスタンダード

まず、栄養学がダブルスタンダードだという話から始めましょう。ダブルスタンダード（二重規範）とは、対象によって異なった価値判断の基準を使い分けるという意味です。栄養学には二つの対象があり、それぞれに合った価値基準が使い分けられています。

栄養学のダブルスタンダード

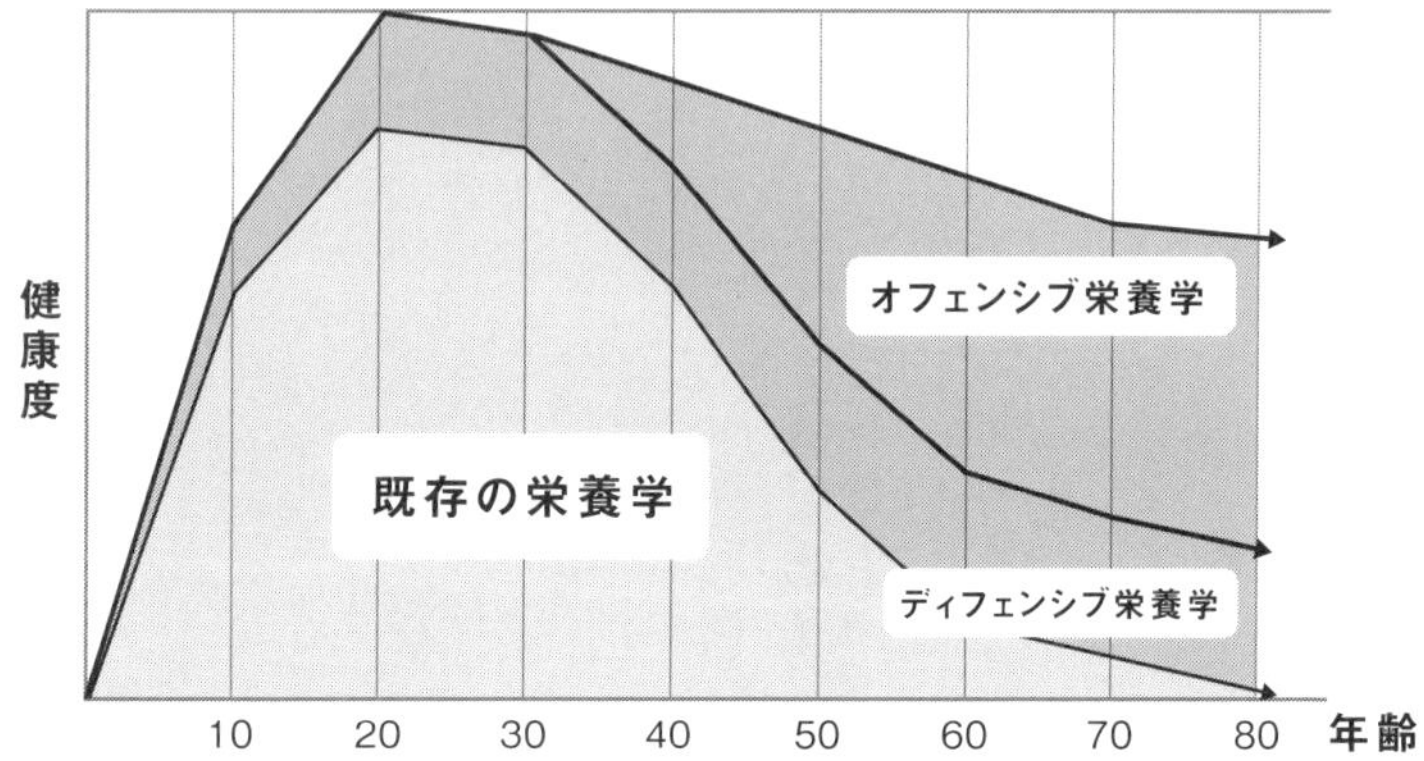

一つの対象は、病気にならない最低限の栄養を必要としている人たちです。「日本人の食事摂取基準」（厚生労働省）に示されているビタミン類の推奨量は、この人たちを対象にしていて、たとえばビタミンB1を1日何ミリグラム摂取すればよいかという数値は、「脚気《かっけ》にならないためには1日これくらい摂りなさい」という目安を示したものとお考えください。

しかし、栄養学にはもう一つの対象があります。それは「バリバリやっていきたい」「より元気になりたい」と思っている、意識の高い人たちです。こちらのグループに属する人たちのドーズ（1回の服用量）は、まるで違います。ビタミンC、ビタミンB1、B2、B6などを、推奨量の10～100倍飲んでいます。そうすると、人間の体はすごく元気になり、若々しく変わるのです。

「オフェンシブ栄養学」は、後者のための栄養学を提供します。最低限生きていくための栄養学ではなく、より元気になるための栄養学です。

Column

ベジタリアンは見た目年齢の老化が早い？

宗教上の理由などで、ベジタリアンと普通の食事を何年も続けられている方がいらっしゃると思います。ベジタリアンにも段階があり、肉を食べない点は共通ですが、魚は食べる人たち、卵や乳製品は食べる人たちなどさまざまです。ヴィーガンと呼ばれる人たちは完全な菜食主義者で、動物性食品をすべて排除しています。

もちろんどちらも健康な肉体を維持することができると思うのですが、30年以上動物性のタンパク質の摂取をしていない方の場合、見た目の年齢は実際よりも老けて見えるというデータがあります。理由はさまざまあるでしょうが、やはり大きな原因はタンパク質の不足だろうと思います。タンパク質が不足すると肌のハリがなくなったり、シワやたるみが起こったり、髪の毛が抜けやすくなったりします。さらには貧血になったり、だるくてやる気が起きなかったりと、生活にも支障が出かねません。
何十年も続けた生活習慣ですが、その生活習慣が実際に合うかどうかは個人差があります。原因が明確な病気のエビデンスは早く出ますが、健康維持のエビデンスは時間がかかるのです。（藤本）

●まずは過食を避けること

栄養学について語る前に、現在のアンチエイジング医療での話をさせてください。まず、世の中の病気や老化の多くの原因は、現在の「過食生活」にあるとお考えください。カロリー制限をすることにより、寿命を延ばしたり、老化を遅らせるための論文は、医学界では至る所で報告されています。

腹八分目に医者いらずとはよく言ったものです。普段の生活から切り替えることができるとしたら、まず、「カロリー制限」を行うことをお勧めします。ただし、カロリー制限中に、必要な栄養素を意識して摂取することが大切です。

●意識の高い人はオフェンシブ

あらゆる科学分野と同じく、栄養学もまた進化し続けています。かつて、三大栄養素であるタンパク質、糖質、脂質のバランスだけで語られていた分類に、ビタミン、ミネラルが入って五大栄養素が語られる時代が続きました。その後に来たのは食物繊維を入れた六大栄養素の時代です。

食物繊維はその昔、食べ物のカスで、栄養はないものとされてきました。ところが実際には腸内細菌の食物になるなど、さまざまな機能があることがわかり、6番目の栄養素に昇格したのです。近年は第七の栄養素として、フィトケミカル＝ファイトケミカル（本書ではフィトケミカルに統一します）が注目を集めています。さらにオートファジーや腸内細菌の働きも解明されつつあり、進化はとどまるところを知りません。

意識の高い人たちは知識の吸収に貪欲です。そして、食べ物に新しい機能が発見されると、好んでそれを摂取しようと行動します。つまり、体にいいとされるものは、どんどん試してみようとするのです。意識の高い人はオフェンシブ（攻撃的）なのです。自分の身体に合う食材や栄養素は、年齢によっても、普段の生活によっても、食習慣によっても個人個人で異なるのですが、いろいろ試した中から、そのときの自分に合ったものを選別してゆけばいいのです。

●オフェンシブ栄養学の三つの柱

オフェンシブ栄養学は、三つの柱で構成されます。①抗酸化力、②免疫力、③テストステロン活性です。本書では、第2章でなぜ抗酸化が大切なのかの説明と抗酸化食品を紹介、第3章で免疫力の大切さと免疫力を高める食品を紹介、第4章でテストステロンの大切さとテストステロン活性を上げる方法を紹介します。また、第5章では、もっと元気になるスーパーフードの数々を紹介します。

筆者は、これを全部摂取してくださいとは言いません。本書は、「これとこれを、こう組み合わせればOK」と摂取法を紹介するノウハウ本には、あえてしませんでした。ただ、意識の高い方が「これを試してみたいな」と思ったときに、納得していただける根拠を示しています。判断は、読者の方々が行うべきです。

では、三つの柱について説明しましょう。

【抗酸化力】

人間は酸素があるおかげで生きていますが、酸素は有益な働きだけをしているわけではありません。活性酸素となって体をサビつかせる働きもしているのです。酸素濃度の20％もある地球に住んでいると、あらゆるものが「酸化」される環境に置かれるので、私たちは「酸化する星に住んでいる」ともいえます。

酸化は、疲労を生み、老化を進め、細胞をがん化させます。生きていれば疲れ、長く生きれば老い、いつかは死ぬのが人間の定めですから、仕方のないことかもしれません。実際、昔の人はそれを宿命と受け止めていたのです。

しかし、現代を生きる私たちは、抗酸化力を知っています。特に35歳までは、人間の体内に備わっている非常に強い抗酸化酵素ＳＯＤ（スーパー・オキシド・ディスムターゼ）がありますので、多少の無理はしてもらって構いません。その後は、抗酸化物質や抗酸化食品に頼ることが必要だと思います。あらゆる病気や老化の原因となる活性酸素を発生させない方法も、除去する方法もあるのです。

このことを知らないで放置するのと、理解して対処するのとでは、ＱＯＬに大きな差が出ます。本書の第2章を読んで、活性酸素との闘い方を学んでください。

【免疫力】

私たちの体は、外部から侵入するウイルスや細菌の脅威にさらされています。体の内部では、がん細胞が増殖する機会を虎視眈々と狙っています。それでも私たちが健康でいられるのは、体に「免疫システム」が備わっているからです。

免疫で中心的な働きをするのは白血球と抗体ですが、近年、腸内環境が全身の免疫に大きな役割を果たしていることが注目されています。大腸の中には、免疫細胞の6～7割が集結していることがわかってきたのです。

大腸には多くの腸内細菌が生息しています。それらは同じ菌種ごとの集合体を形成し、あたかも花畑のように見えることから「腸内フローラ」と呼ばれることは、みなさんもご存知でしょう。腸内細菌は、腸内のほかの細胞や神経細胞とチームを組んで、免疫機能を担っています。そのため、腸内環境を整えることが、私たちのできる最大の免疫力強化策になるのです。

本書の第3章では、腸内環境を整え、免疫力を向上させる食べ物を紹介します。免疫に働きかけることができるようになったのは、栄養学の大きな成果です。

【テストステロン活性】

テストステロンとは、体内にある男性ホルモンのことです。男性ホルモンですから、筋骨隆々とした体をつくる、ヒゲを生やす、声を低くするなどの働きをしますが、それだけではありません。決断力を上げて、統率力を持ち、人が元気よく生きるパワーを提供してくれます。

男性ホルモンだから女性は関係ないと思ってはいけません。テストステロンは女性にもありますし、女性の心身を健康に保つ大切な役割を果たしています。

このテストステロンが、中年を境に大きく減ってしまうのです。女性では50歳前後の閉経期に減少し、男性ではそれより早く30代から減少することもあります。男性の40歳前後の「厄年」は、テストステロンが一気に低下するために、決断力の速度の低下が起こるからです。

さらに中年から初老に向かう頃、私たちは元気を失ってさまざまな不調を訴えるようになりますが、それもテストステロンの減少と無縁ではありません。逆にいうと、テストステロン活性を上げることができれば、私たちはハツラツとした毎日と健康長寿を手にすることができるのです。つまり、テストステロンは健康長寿に欠かせないホルモンなのです。

本書の第4章では、その方法を詳しく紹介します。

●自分の健康は自分で守る

本書の第5章では、もっと元気になるスーパーフードを紹介します。

その前に、大切なことを言わなければなりません。それは、ベストな栄養の摂り方は、人によって違うということです。

本書ではさまざまな栄養の摂り方、食品、健康法、療法、サプリメントなどを紹介し、それを選ぶ根拠を解説します。ただし、どれを選ぶかのジャッジは是非、ご自分の感性で行ってください。「これとこれを組み合わせるといい」と思ったら、ぜひ実行していただきたいと思います。その際、少し広めに網をかけるほうが賢明です。そのほうが必要な栄養を確実に摂れますし、もし効果がなかった場合のリスクヘッジをすることもできます。

どう食べるかは、どう元気に生きるかの問題です。選択するのはあなたですから、食と栄養に対する感性を磨いてください。結局、五感を磨かなければ、健康や幸福はつかめないのです。

さあ、オフェンシブ栄養学の世界に入りましょう。

Column

ストレスと病気

本書ではより元気な生活を送るための「オフェンシブ栄養学」について述べています。その前に、健康を支える「メンタル」の重要性を確認しておきましょう。正しい食事をして正しい生活をしていれば、若々しく健康に過ごせるかといえば、そうではないからです。健康は「心の問題」をないがしろにして実現することはできません。

「心に起きることはすべて体に影響し、体に起きることもまた心に影響する」

これは先ほど紹介したヒポクラテスの言葉です。ストレスがあると健康になれないことが、端的に言い表わされています。

ストレスにも、いいストレスと悪いストレスがあります。短期的なストレスは、それをバネに、前向きに頑張れるエネルギーになります。たとえば受験生が受験勉強をやり抜く、転職や起業などで新しい世界に踏み出していくなどです。

一方、悪いストレスは長期的なストレスです。我慢しなければならない環境に居続けるとか、向いていない職業から抜け出せない場合などがそれにあたります。

特に問題になるのは、人間関係のストレスです。理不尽な命令をしてくる上司がいる、どうしても合わない同僚がいるといった状況を我慢し続けると、体にいいものを食べていても健康から見放されます。長期的ストレスには、十分気をつけてください。

（小林）

第 2 章

オフェンシブ❶
体を
サビつかせない

体をサビつかせる活性酸素

地球上の生物が高度な進化を遂げたのは、体内に酸素を取り入れてエネルギーをつくり出すようになったからだといわれています。カギは細胞内のミトコンドリアでした。ミトコンドリアは酸素を使って、効率のいいエネルギー代謝を実現しました。ミトコンドリアはもともと別の生物で、独自のＤＮＡを持ち、それも母系だけから由来します。運動神経の良い子どもは、母親の運動神経が良いといわれていますが、理にかなっていますね。ただし、良いことばかりではありません。酸素は体内では危険な存在になってしまうのです。

呼吸によって体内に取り入れられた酸素は、エネルギー産生に使われた後、害のない二酸化炭素と水になります。しかし、約１～２％は毒性を持った活性酸素に変化してしまうのです。これが私たちの体を酸化させ、サビつかせる元凶です。

●活性酸素とは何か

鉄製のクギを空気中に放置しておくと赤茶色のサビがつき、やがてボロボロになってしまいます。これは空気中にある酸素の働きで、鉄が「酸化」したからです。

私たちの体の中でも、同じようなことが起こります。体内に取り入れられた酸素の1～2％が毒性を持った活性酸素に変わり、体内のあるものを酸化させるのです。つまり、サビつかせてしまいます。

あるものとは、脂質、タンパク質、DNAなどです。

対象となる脂質には、細胞膜の不飽和脂肪酸、血中コレステロール、中性脂肪などがあります。これらの脂質が酸化されると過酸化脂質に変わり、血管や臓器の老化を早めてしまいます。

タンパク質で酸化されるのは、コラーゲンやエラスチンです。その結果、シミやシワができやすくなります。

DNAが酸化すると遺伝子のミスコピーが起こり、がん化や老化が進みます。

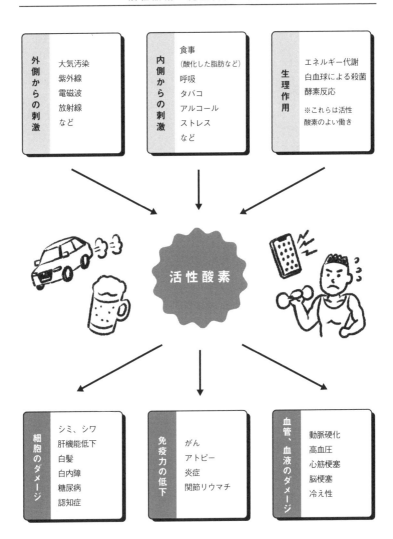

活性酸素の発生要因と病気

外側からの刺激
- 大気汚染
- 紫外線
- 電磁波
- 放射線
- など

内側からの刺激
- 食事
- (酸化した脂肪など)
- 呼吸
- タバコ
- アルコール
- ストレス
- など

生理作用
- エネルギー代謝
- 白血球による殺菌
- 酵素反応
- ※これらは活性酸素のよい働き

↓

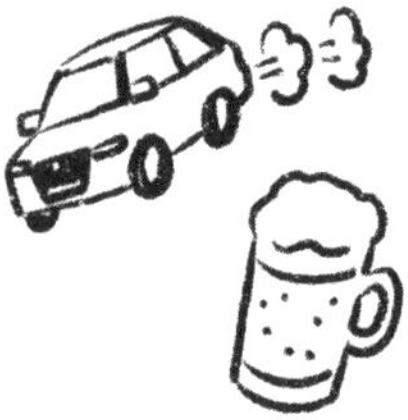

活性酸素

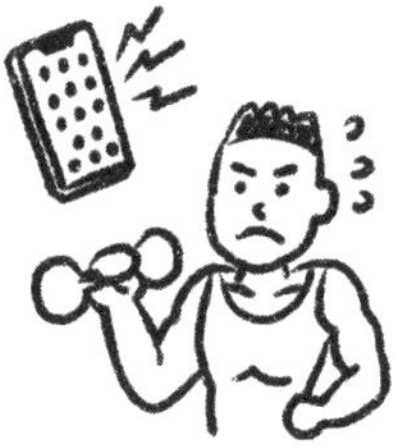

↓

細胞のダメージ
- シミ、シワ
- 肝機能低下
- 白髪
- 白内障
- 糖尿病
- 認知症

免疫力の低下
- がん
- アトピー
- 炎症
- 関節リウマチ

血管、血液のダメージ
- 動脈硬化
- 高血圧
- 心筋梗塞
- 脳梗塞
- 冷え性

●活性酸素が増える五つの条件

私たちの体は、活性酸素が酵素にくっつくことで疲労します。活性酸素が細胞にくっつくことで老化します。活性酸素が遺伝子にくっつくことでがん化します。要は、「疲れ」も「老化」も「がん」も、ひとくくりなのです。

それを予防するには、抗酸化物質が必要です。病気にならない食べ方というのは、基本的に抗酸化でしかありません。

活性酸素が生成される原因は、五つあります。

（1）ATPの発生過程。人は栄養と呼吸からATP（アデノシン3リン酸）という化学エネルギーをつくります。ATPをつくるのは細胞の中のミトコンドリアです。このとき取り入れた酸素の1〜2%が活性酸素になります。

（2）紫外線

（3）過緊張（交感神経亢進）

（4）ストレス

（5）食事（酸化した脂肪、食品添加物、残留農薬など）

（2）の紫外線は一重項酸素というものをつくります。我々の生活習慣で活性酸素を増やすのは、おもに（3）の過緊張と、（4）のストレスであるといえます。コロナ禍の3年間。我々は過緊張とストレスフルな生活を強いられていたのではないでしょうか？

●避けられる敵と避けられない敵

活性酸素は人の敵だと書きましたが、良い働きもしています。白血球の中にある活性酸素は細菌やウイルスと闘ってくれます。女性の体の中で行われる排卵や受精においても、活性酸素が細胞分化に寄与しているのです。

活性酸素が生成される原因の1番目に挙げたATPは、人が生きるために行う呼吸で活性酸素を発生させてしまうということですから、避けられません。

一方、避けられる活性酸素もあります。たとえば、タバコに含まれる有害物質は大量の活性酸素を発生させますが、これなどは避けられるものの筆頭です。

ほかに除草剤やダイオキシン、重金属などの有害物質も活性酸素を発生させますから、避けなければなりません。大気汚染、排気ガス、電磁波、放射線も発生の要因となるので、できるだけ避けたいものです。

問題を広く捉えると難しくなるので、ここでは対策を絞りましょう。「体の中で活性酸素が増え過ぎないためにどうすればいいのか」を本書の課題とします。

●活性酸素の四つのタイプ

活性酸素は四つの種類に分けられます。これ以降、四つの活性酸素を区別してご理解いただくために、①、②、③、④の番号を振ることにします。

◉一重項酸素①

紫外線によってよく発生する活性酸素です。通常の酸素分子は三重項酸素《さんじゅうこうさんそ》といういわゆる橋が三つある状態ですが、この橋が一つになってしまったものです。タンパク質を破壊する性質を持っているため、肌に影響を及ぼしやすいという特性があります。

一重項酸素は、エネルギーをつくるときに発生する活性酸素ではありません。栄養学の対象になるのは次の三つだと覚えてください。

◉スーパーオキシド②

体内でできる初期の活性酸素です。細胞のミトコンドリアがエネルギーをつくる際に大量に発生します。水（H_2O）分子に強いエネルギーが当たって、弾き出された電子を酸素分子が拾ったものがスーパーオキシド②です。これは白血球の殺菌にも利用されます。

◉過酸化水素③

スーパーオキシド②は、体内の抗酸化酵素（SOD）によってより反応性の低い過酸化水素③に変わります。過酸化水素③は体内の酵素であるグルタチオンペルオキシダーゼやカタラーゼによって無害な水と二酸化炭素に分解されるので、比較的安全です。日本において2・5～3・5％の過酸化水素③水は「オキシドール」と呼ばれ、創傷・潰瘍部位などの消毒に使用されます。

◉ヒドロキシラジカル④

大量に発生して処理しきれなかったスーパーオキシド②は、銅（Cu）を介した反応により、ヒドロキシラジカル④に変化します。また、過酸化水素③も鉄（Fe）を介した反応により、ヒドロキシラジカルに変化します。

●最悪のヒドロキシラジカル

私たちの体内には、活性酸素を分解してくれる物質があります。その代表格がSOD（スーパーオキシドディスムターゼ）という酵素です。産生されたスーパーオキシド②をより無害な過酸化水素③に変えることができます。SODはタンパク質を摂取することによって体内で合成され、抗酸化作用を発揮します。

しかし、SODを合成する能力は加齢とともに減少するのです。SODが欠乏する35歳以上になると、処理できるスーパーオキシド②が減るために、スーパーオキシド②がペルオキシナイトライトやヒドロキシラジカル④という、より有害な物質に変化してしまいます。これらの強力な活性酸素は、存在できる時間がごく短くて（10のマイナス13乗秒ぐらい）なのですが、水爆のように、一瞬で爆発して、周りを全部酸化させてしまうイメージを持っていただければわかりやすいでしょうか？

ヒドロキシラジカル④に対抗する「抗酸化剤です」といってβ-カロテンなどのサプリメントが売られていることもありますが、できた瞬間に周りが酸化されていますから予防的に飲んでも手遅れ。ほとんど意味がありません。

ちなみにヒドロキシラジカル④に関しては、消去できる体内酵素が人間にはありません。ヒドロキシラジカル④によって破壊された細胞は、正常な細胞分裂ができなくなってがん化することもあります。また、神経を傷つけて神経系の病気をつくりだす、肌の衰えを引き起こす、などトラブルを起こします。

活性酸素から守る抗酸化物質

スーパーオキシド②やヒドロキシラジカル④は、ペアなし電子を持つフリーラジカルで、運動や代謝によって体内につくられる非常に不安定な分子です。これらは細胞の損傷を引き起こす「酸化ストレス」の原因となり、がん、心血管系疾患、糖尿病、アルツハイマー病、パーキンソン病などの原因の一因と考えられています。

化学的には、抗酸化分子をつくりだすことも可能です。抗酸化分子は、実験（培養細胞や動物を使った実験）で、酸化ストレスを弱めることが明らかになっています。しかし、実験室のシャーレの中で起こった反応が、体内で同じように起こるとは限りません。そのために高用量の抗酸化分子をサプリメントで摂取することは、体にいいことなのかどうか議論が必要なところです。

医学論文では、動物個体をそのまま用いて行うのが、インビボ（in vivo）実験。動物個体から組織の断片や、細胞などを取り出してシャーレなどで行う実験をインビトロ（in vitro）実験とされていて、区別されています。

●抗酸化物質が役立つ

私たちは、体内に取り込んだ酸素を燃焼させ、そのエネルギーで生命を維持しています。この生命維持の「火」が消えてしまうのは死を意味しますが、燃えすぎてもトラブルが起こります。それが酸化ストレスによるさまざまな病気です。

活性酸素の酸化力を「火」にたとえると、スーパーオキシド②は「マッチの火」ほどの火力しかありません。ところがヒドロキシラジカル④は、「水爆の炎」に相当するほど激しい火力を持っています。あっという間に周囲の細胞を酸化して病気を引き起こし、老化や死を早めてしまいます。

体内で燃やす火は「水爆」ではなく、「トロ火」程度でいいのではないでしょうか。若さや健康を保つには、体内の酸化力をコントロールしなければなりません。そのためには、体内外の抗酸化物質が役立ちます。

●抗酸化物質とは

私たちの体には、活性酸素を「トロ火」の状態でキープする防御システムが備わっています。それが抗酸化物質です。

抗酸化物質には、体内でつくられる酵素と、外部から摂取できる栄養素などがあります。一般に両者を抗酸化物質と呼びますが、ここでは体でつくるものを抗酸化酵素、外部から摂取するものを抗酸化物質と呼び分けましょう。

外部から摂取できる抗酸化物質には、紫外線などの刺激によって発生する一重項酸素①を無害化するフィトケミカルがあります。常に紫外線にさらされている状況から組織を守るためにつくられた、植物のフィトケミカルが有効なのです。トマトに豊富に含まれるリコピンやβ‐カロテンなどが挙げられます。

体の中でつくられる抗酸化酵素は、先にも出たSOD（スーパーオキシドディスムターゼ）、グルタチオンペルオキシダーゼ、カタラーゼの三つです。SODは銅、亜鉛、マンガンの力を借りてスーパーオキシド②を過酸化水素③に変えます。グルタチオンペルオキシダーゼは、グルタチオンとセレンの力を借りて過酸化水素③を水と二酸化炭素に分解して、無害化します。この働きがしっかり行われないと、ヒドロキシラジカル④ができてしまうのです。

●なぜスポーツ選手は短命が多いのか

みなさんは、現役時代に輝かしい成績を残したスポーツ選手が、平均寿命よりずいぶん若い年齢で亡くなったケースをご存知ありませんか。おそらく何人か思い当たることでしょう。スポーツ選手は、一般人より平均6〜10年短命だというデータもあります。適度な運動は心身によい影響を与えますが、過度に行うと活性酸素を増やすことにつながるのです。

スポーツをすると大量のエネルギーが必要になるため、有酸素的代謝が高まり、酸素消費が安静時の10倍から20倍に達するのです。当然のことながら、酸素消費が増えれば、それに応じて発生する活性酸素の量も増えます。酸素摂取量の数パーセントは、ミトコンドリアがＡＴＰを産生する過程で、スーパーオキシド②などの活性酸素に変換されてしまうのです。

運動は健康維持には必要なことですが、過度な運動を行うより、周りの人と笑いながら話せるくらいの運動量にとどめたほうがいいでしょう。ゴルフやボーリングなど、年齢に合わせてほどほどの運動を心掛けてください。35歳以上にとっては、マラソンやトライアスロンは、ストレス発散の効果はありますが、身体に負荷がかかります。鍛えれば体内の抗酸化能力が上がるわけではありませんので、ビタミンCなどの抗酸化物質を同時に摂取したほうがいいと思います。

●自前のSODが減り始める

スポーツ選手の多くは、35歳頃で引退していくのはなぜでしょう。それは、抗酸化酵素のSOD（スーパーオキシドディスムターゼ）活性が、35歳くらいからどんどん低下するからです。

体内に発生した活性酸素は、抗酸化酵素によって無毒化されます。SODをはじめグルタチオンペルオキシダーゼやカタラーゼといった抗酸化酵素が、活性酸素やフリーラジカルによる酸化を止め、水や二酸化炭素などに変えてくれるのです。しかし、加齢とともにこの働きは弱まり、活性酸素による体内の損傷が増えます。

とりわけ、最悪の活性酸素ヒドロキシラジカル④をつくらせないためのカギを握るのが、スーパーオキシド②を過酸化水素③に変えるSODです。しかし、悲しいことにSODは35歳をピークに生成が低下してしまうのです。

従って疲労が抜けにくくなり、思うように体が動かせなくなります。プロスポーツ選手にとっては、致命的なことが起こってしまうのです。

これを僕は、「35歳の壁」と呼んでいます。

加齢とSOD活性

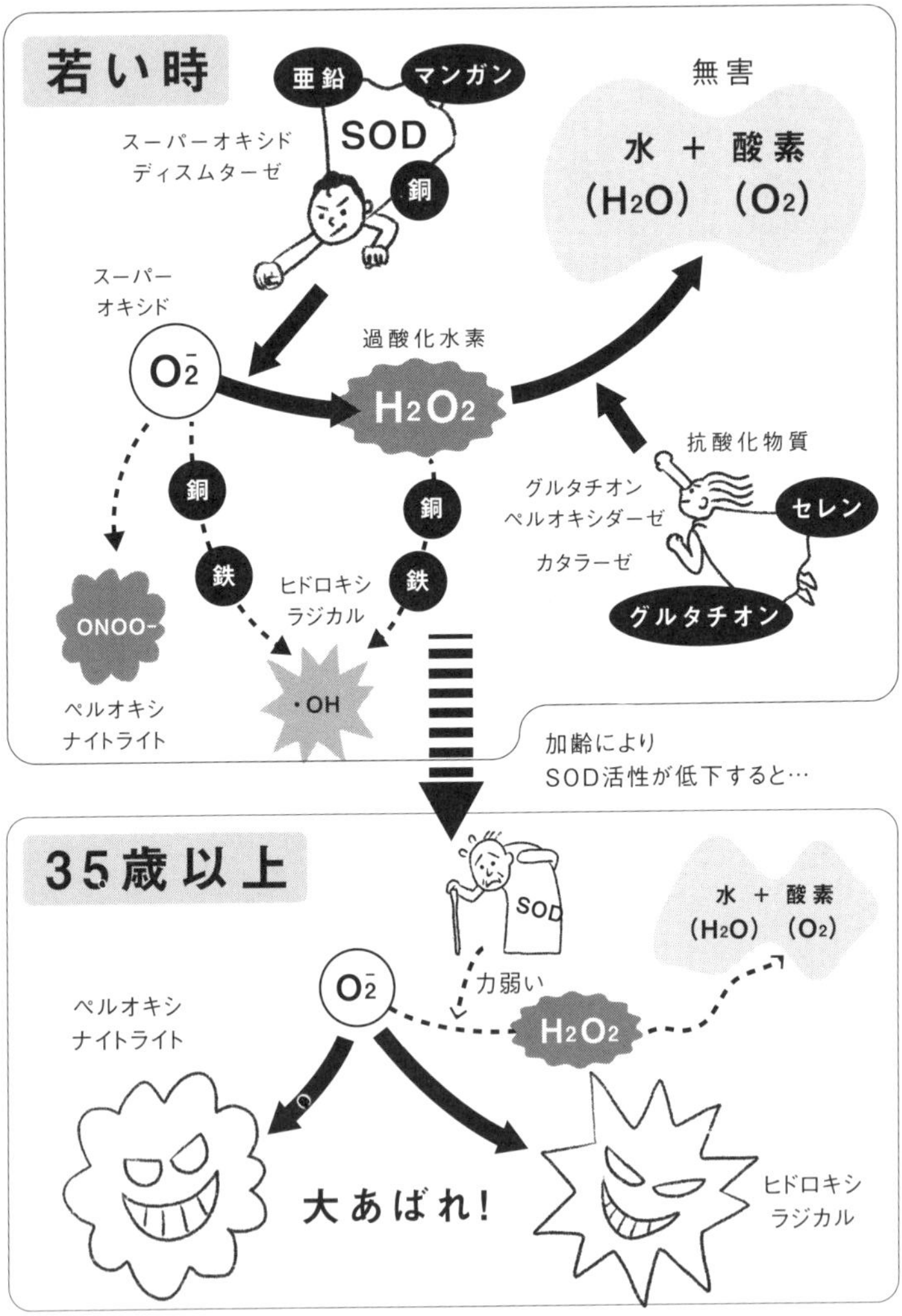

若い時
亜鉛
マンガン
SOD
銅
スーパーオキシド
ディスムターゼ
無害
水 ＋ 酸素
(H_2O) (O_2)
スーパー
オキシド
O_2^-
過酸化水素
H_2O_2
抗酸化物質
グルタチオン
ペルオキシダーゼ
カタラーゼ
セレン
グルタチオン
銅
鉄
銅
鉄
ヒドロキシ
ラジカル
ONOO-
ペルオキシ
ナイトライト
・OH
加齢により
SOD活性が低下すると…
35歳以上
SOD
水 ＋ 酸素
(H_2O) (O_2)
O_2^-
力弱い
H_2O_2
ペルオキシ
ナイトライト
大あばれ！
ヒドロキシ
ラジカル

Column

進化とがんは表裏一体

人間の身体を構成する設計図であるDNA。このDNAが転写する際や、放射線などが偶発的に当たった際に、遺伝子情報が改変される場合があります。たとえばカメやタコなどの動物は遺伝子の修正能力が非常に高いため、がんに罹らないどころかほとんど老化もしないといわれています。

人間にがんの発症や老化が起きるのは、体内でビタミンCを合成する遺伝子を進化の過程で欠落させてしまったためです。加えて35歳を過ぎると、SOD（スーパーオキシドディスムターゼ）という酵素が低下して、体内に発生したスーパーオキシドという活性酸素を分解できず、細胞が過度に酸化してしまう要素が大きいからです。

ただし、遺伝子が傷つくことは悪いことばかりではありません。遺伝子が傷ついたのち、より良い獲得形質を持った個体が子孫を残しやすくなるので、生物が種として進化する過程で必要な要件の一つなのです。

●減少するSODは外から補おう。ビタミンCは王道です

四つの活性酸素に対する抗酸化物質の関係を表にしました（69ページ参照）。水素分子だけは、すべての活性酸素に効果があることがわかります。

まず、人間の体内でつくられる抗酸化酵素は、SOD（スーパーオキシドディスムターゼ）、グルタチオンペルオキシダーゼ、カタラーゼだけだということです。そのほかは、外から取り入れる抗酸化物質になります。スーパーオキシド②を無害化する抗酸化酵素は、SODだけです。このSODは、スーパーオキシド②を比較的害の少ない過酸化水素③に変えることで、原爆級の破壊力を持つヒドロキシラジカル④への変化を防止します。いったんヒドロキシラジカル④になると、役立つ抗酸化酵素はありません。

スーパーオキシド②を無害化できる抗酸化物質は、多くありません。体外から取り入れられるものはビタミンC（アスコルビン酸）、水素分子に限られます。中でも取

四つの活性酸素とおもな抗酸化物質

	活性酸素の種類			
	フリーラジカル		フリーラジカルでない	
	スーパーオキシド② O_2	ヒドロキシラジカル④ OH	過酸化水素③ H_2O_2	一重項酸素① $^1O_2$
ビタミンC（アスコルビン酸）	○	○	×	○
水素分子	○	○	○	○
スーパーオキシドディスムターゼ	○	×	×	×
ビタミンE（トコフェロール）	×	×	○	○
グルタチオンペルオキシダーゼ	×	×	○	×
ペルオキシダーゼ	×	×	○	×
カタラーゼ	×	×	○	×
システイン	×	○	×	×
グルタチオン	×	○	×	×
リノール酸	×	○	×	×
α-カロテン	×	○	×	×
β-カロテン	×	○	×	○
フラボノイド	×	○	×	×
リボフラビン	×	×	×	○
ビリルビン	○	×	×	×
尿酸	×	○	×	○

○=除去可能 ×=除去不可能

※「活性酸素」日本化学会監修(丸善)P27より改変して掲載

り入れやすいのはやはりビタミンCでしょう。一日2～3グラム（2000～3000㎎）の摂取を勧めたいです。ビタミンCを体内でつくれない動物は、実はヒト、霊長類の一部（チンパンジー、ゴリラ、オランウータンなど）、モルモット、コウモリの一部など、ごくわずかです。つまり、進化の過程で、ヒトを含む一部の動物は他の動物にはあるブドウ糖からビタミンCを生成する過程に必要な酵素を作るように指令する遺伝子を欠損してしまったのです。水素分子に関しては、確実に効果はありますが、気体で肺から取り入れる、液体で取り入れる、腸内細菌に生成させるなど、さまざまな手法により、かなりの格差があります（詳しくは藤本の著書『水素水を科学する－ハイドロジェン・セラピー－』をお読みください）。ビリルビンはヘモグロビンの構成物であるヘムの代謝物ですが、抗酸化作用があるとされるものの、抗酸化物質化されていません。

体をサビつかせないための食べ物

最悪のヒドロキシラジカル④を発生させないためには、その前の段階が大切です。

まず、初期の活性酸素であるスーパーオキシド②ができたら、SODで過酸化水素③にしなければなりません。過酸化水素③になったら、グルタチオンペルオキシダーゼやカタラーゼで、水と二酸化炭素に分解できます。

この2点を最大限に行うためには、体内酵素の力だけでは足りません。体外から抗酸化物質を取り入れ、体内の抗酸化酵素を強化する必要があるのです。

いったんヒドロキシラジカル④ができてしまうと、分解してくれる体内酵素はありません。外部から抗酸化物質を取り入れても遅すぎます。その点を充分理解したうえで、早目に取り入れるべき抗酸化物質を見ていきましょう。

●抗酸化ビタミンとその仲間

【ビタミンCとビタミンE】

ビタミンCは水溶性で、血液や細胞体液の中の活性酸素を除去します。ビタミンEは脂溶性で、脂質でできた細胞膜に入り込んで酸化を防ぎます。

ビタミンEは活性酸素を無害なものに変えますが、自身は酸化されて活性酸素を除去することができません。ビタミンCは酸化されたビタミンEを還元して再生します。

つまりビタミンCとビタミンEは、併せて摂取することで、より効果が発揮できるのです。

ビタミンCはパプリカ、ピーマン、菜の花、ブロッコリー、柿、キウイフルーツなどに含まれています。ビタミンEは植物油や種実類などに含まれています。

【ビタミンQ（コエンザイムQ10、ユビキノン）とα－リポ核酸】

ビタミンQは、コエンザイムQ10やユビキノンなどと呼ばれ、α－リポ核酸とともに抗酸化物質です。これらは抗酸化作用があるだけでなく、ミトコンドリア内でエネルギー産生に関与し、体のサビを取ってくれます。ビタミンQは肉や魚に、α－リポ核酸はレバーや緑黄色野菜に含まれています。

これらはビタミンと同じように働きますが、体内で合成されるため「ビタミン様物質」と呼ばれています。

●抗酸化ミネラル

ミネラルは、カルシウム、鉄、亜鉛など100種類以上ありますが、特に抗酸化作用が強いのはセレンです。セレンは抗酸化酵素であるグルタチオンペルオキシダーゼの構成成分で、ビタミンEの働きと共通点が多いため、ビタミンEと一緒に摂取するとより効果が発揮されます。

また、セレンはビタミンCを再生する酵素の成分でもあります。

セレンはおもに土壌、水、特定の食品に含まれていて、不足を心配する必要はありません。ただし、他の微量ミネラルと違って毒性があり、必要量と中毒量の差が小さいので、サプリメントで摂取する場合は注意が必要です。

●抗酸化食品

【オリーブオイル】

オリーブオイルは、ビタミンCの約10倍の抗酸化力を持ち、ビタミンCの約25倍のメラニン抑制（肌のシミをつくらせない）作用があるといわれています。特に精製したエキストラバージンオイルに含まれるポリフェノールは、抗酸化作用がとても強いことで有名です。

オリーブオイルは地中海食でふんだんに使われており、2013年ユネスコが地中海食を無形文化遺産に登録したことから、健康的であることが世界中に認められました。ヨーロッパでは、オリーブオイルに「抗酸化力で体を守る」と表示してもよいことが、正式に認められているほどです。

【ニンニク】

ニンニクに含まれるアリインやアリシンなどの成分は、体内の抗酸化酵素SODを活性化させる作用があります。さらにニンニクには、水溶性のビタミンC、脂溶性のビタミンEが多く含まれているのです。

アメリカ国立がん研究所は、がん予防に役立つ植物（野菜）を調査し、役立つ順にピラミッド型に体系化したものをデザイナーフーズピラミッドとして公開しました。その頂点に立ったのがニンニクでした。

●第七の栄養素フィトケミカル

ビタミンやミネラルを微量栄養素と呼びますが、近年注目されてきた微量栄養素にフィトケミカルがあります。これは、野菜、果物などの植物（フィト）に含まれる化学物質（ケミカル）のことで、おもに植物の色素、香り、苦み、渋みに存在する第七の栄養素です。

おもなフィトケミカル一覧

分類	成分	含む食品
ポリフェノール	アントシアニン	ブルーベリー、赤ワイン、なす、黒豆
	ルチン	そば、イチジク、グレープフルーツ
	クルクミン	ウコン、カレー粉
	カテキン	緑茶、紅茶、ウーロン茶
	ショウガオール	ショウガ
	イソフラボン	大豆、大豆製品
	カカオマスポリフェノール	ブラックチョコレート
	フェルラ酸	米ぬか、小麦ふすま
	レスベラトロール	ぶどう、ピーナッツの薄皮
	リグナン	亜麻の種、ごま
	クロロゲン酸	ごぼう、なす、れんこん
カロテノイド	カロテン	にんじん、ほうれんそう、青じそ
	リコペン	トマト、スイカ、柿
	ゼアキサンチン	パプリカ、パパイア、マンゴー、ほうれんそう
	カプサンチン	赤ピーマン、赤唐辛子
	アスタキサンチン	さけ、えび、かに
	β-クリプトキサンチン	温州みかん
	ルテイン	ほうれんそう、とうもろこし、ブロッコリー
硫黄化合物	アリシン	ニンニク、たまねぎ
	イソチオシアネート	大根、ブロッコリー、わさび
多糖類	β-グルカン	まいたけ、しいたけ、エリンギ、大麦
	フコイダン	もずく、めかぶ、昆布
香気成分（テルペン類）	リモネン	柑橘類

参考／『栄養素図鑑と食べ方テク』中村丁次（朝日新聞出版）、『ディフェンシブ栄養学』藤本幸弘（学研）

フィトケミカルは、わかっているだけでも数千種類あるといわれ、ポリフェノール、カロテノイド、硫黄化合物、多糖類、香気成分（テルペン類）に分かれます。有名なものは、緑黄色系の色素で水溶性のものが、アントシアニン、イソフラボン、カテキン、ルチンなど。赤やオレンジ系の色素で脂溶性のものがリコピン、β-カロテン、カプサンチンなどです。

これらは、活性酸素を消す抗酸化物質として働きます。フィトケミカルにはさまざまな力がありますが、その一つが抗酸化力です。

●いろいろな色の野菜を食べる

植物も人間と同じように紫外線を浴びると活性酸素が発生します。しかし、木陰に移動して避けることはできません。そこで身を守るために抗酸化物質をつくります。植物に抗酸化物質が多いのは、それなりの理由があるのです。

フィトケミカルはこのように、植物が自分の身を守るために産生してきました。それが人間の体をサビつかせないために役立つ抗酸化物質だとわかったのは、比較的近年のことです。

私たちは昔からさまざまな植物を食べ、植物の栄養の恩恵にあずかってきました。そして昔から、植物由来の成分には健康増進機能があるということを、漠然と理解していました。

近年わかったのは、植物が私たちへ単なる栄養素ではない、別次元の機能を提供してくれていることでした。それが抗酸化物質のフィトケミカルなのですから、私たちは大いにこれを活用しなければなりません。なるべくいろいろな色の野菜を食べて、抗酸化力を高めましょう。

※フィトケミカルについては、第5章で詳しく触れます。

第３章

オフェンシブ❷
免疫力を補強する

すべての病気は腸から始まる

「医学の父」ヒポクラテスは、「すべての病気は腸から始まる」という言葉を残しています。2500年前にすでに、腸の大切さに気づいていたのです。

免疫に関わる細胞の6~7割が腸にあり、私たちを外敵から守っています。腸は体内最大の免疫器官といえるでしょう。その理由は、消化管の構造にあります。

消化管は、口から肛門まで、1本のトンネルのようにつながっています。腸の内側は体内のように思えますが、実は外敵の攻撃を受けやすい「体外」なのです。

そのため腸内には免疫細胞が集結し、平時から守りを固めています。私たちの腸内環境は、「免疫の砦」となっているのです。

●腸内環境は免疫の砦

私たちの大腸には、数百から数千種類、数にして100兆個もの腸内細菌が棲んでいます。腸内細菌が大腸の内壁を埋め尽くしている様子を顕微鏡で見ると、花畑（f lora）のように見えることから、「腸内フローラ」と呼ばれます。

【腸内フローラ】

胎児の消化管は無菌ですが、新生児は分娩時に母親の腸内細菌の影響を受けて生まれます。免疫系が確立される離乳期以降は食事、生活習慣、健康状態、薬の摂取状況などで変化し、次第に個体差が出てくるのです。

腸内細菌は、私たちが分解できない食物繊維やオリゴ糖を分解したり、多糖類から短鎖脂肪酸をつくってエネルギーを供給したりします。また、ビタミンK、ビタミンB6といった多くのビタミンや、抗酸化能力をもつ水素分子をつくりだすなど、活躍の内容は多彩です。

腸内細菌は、体にいい働きをする「善玉菌」、増えすぎると悪い作用をおよぼす「悪玉菌」、善玉菌か悪玉菌の多いほうに加担する「日和見菌」の3種類があります。悪玉菌であっても一定の役割を果たしているので、全部が善玉菌になればいいという話ではありません。腸内フローラの状態が最もいいのは、「善玉菌2：日和見菌7：悪玉菌1」の割合です。「腸が健康な状態」とは、「腸内細菌のバランスが整った状態」

腸内フローラとは

善玉菌	ビフィズス菌、乳酸菌、酪酸菌など。	ヒトの体に有用な働きをする。
日和見菌	バクテロイデス菌、大腸菌（無毒株）、レンサ球菌など。	善玉菌と悪玉菌のうち、優勢になったほうに加担する。
悪玉菌	ウェルシュ菌、大腸菌（有毒株）、黄色ブドウ球菌など。	肉類などのタンパク質を分解して、便として排泄する有益な働きをする一方、増えすぎると腸内を腐敗させ、便秘や下痢を引き起こす。また、発がん物質や毒素をつくり出して病気のもととなる。

ということになります。

赤ちゃんの腸は善玉菌（ビフィズス菌）が99％を占めていますが、年齢とともに減少し、60歳になると30％以下になります。老化が進むと、悪玉菌が勢力を伸ばしてくるのです。

悪玉菌のウェルシュ菌や大腸菌（有毒株）は、老化とともに増えていきます。年を取ると便秘になる、下痢や軟便が多くなる、などお腹の不調を抱える人が多くなるのは、腸内フローラの乱れが影響しているのです。

そのため年齢を重ねた人ほど、意識的に腸内環境を整える必要があります。

●脳と腸はつながっている

近年、「腸脳相関」という言葉が市民権を得つつあります。腸と脳は、自律神経や情報伝達物質を介して相互に関与し合っているというのです。

腸の状態が悪くなると、頭痛や肩こりが起こることはよく知られています。逆に脳が不安や緊張に襲われると、お腹の調子が悪くなることも少なくありません。大事な会議の前に下痢気味になる、環境の変化やストレスで便秘になる、といった経験は、誰にでもあるのではないでしょうか。

近年医学界では、腸内フローラと脳の病気や不具合が関連するという発表が相次いでいます。うつ病、不安障害、神経症の患者さんの多くが、腸内環境の悪化を抱えているという発表がありましたし、認知症やパーキンソン病でも「腸脳相関」が認められたという報告もありました。「脳の病気の始まりは腸」であるとすれば、看過できない問題です。

日本の50代以上の人にとって、「腸内環境が悪いと認知症になりやすい」という報告は、深刻な問題といえます。国立長寿医療研究センターによると、認知症の人はそうでない人に比べて、バクテロイデス菌という日和見菌が少ないという結果が出ているのです。なぜなのかは研究中ですが、食生活の見直しが認知症リスクを減らせるのなら、これ以上の朗報はありません。

●セロトニンの90％は腸でつくられる

脳内物質の「セロトニン」は、別名「幸せホルモン」とも呼ばれます。セロトニンの生成が滞るとうつ状態になり、生活に大きな支障をきたすのです。

このセロトニンは脳内物質でありながら、90％は腸内細菌で生成されています。腸内に90％存在し、血液中に8％、脳内に2％という比率です。

腸内環境が悪化してセロトニンがうまく生成できなくなると、気分が落ち込み、情緒が不安定になり、ひどい場合はうつ病を発症します。腸内で生成されたセロトニンは、血液を介して脳に供給されますが、この供給が安定的に行われるためには、腸内細菌がバランスよく保たれていなければならないのです。

セロトニンには、ほかにもいろいろな働きがあります。体内時計を調節したり、感情をコントロールしたりする働きです。また、セロトニンが不足すると、睡眠の質が下がり、慢性的な疲労や倦怠感が抜けなくなります。

セロトニンの原料になるのは、必須アミノ酸のトリプトファンです。必須アミノ酸は体内で生成できないので、食べ物で摂取しなければなりません。肉類、魚介類、豆類、乳製品など、良質なタンパク質を摂る必要があります。

腸がつくる健康物質「酪酸」

ここまでで、私たちの健康は腸内環境に大きく左右されることがわかっていただけたと思います。大腸は人の体における最大の免疫器官であり、脳と連動して私たちの健康を維持しているのです。腸内環境が乱れると、認知症やうつ病など脳の病気を起こしやすくなり、がんや糖尿病など生活習慣病にもかかりやすくなります。では、腸内環境を良くするにはどうしたらいいでしょう。それには、腸内フローラの中に善玉菌を増やさなければなりません。善玉菌にはビフィズス菌、乳酸菌、酪酸菌などがありますが、特に注目していただきたいのは酪酸菌です。

●酪酸は短鎖脂肪酸の一つ

腸内細菌には善玉菌、悪玉菌、日和見菌がいて、「善玉菌のバランスが優勢だと腸内環境が整う」というのがこれまでの常識でした。しかし近年、腸内細菌の研究が進み、善玉菌だからいい、悪玉菌だから悪いとは一概にいえないことや、整腸作用の主役は腸内細菌が食物繊維を食べて産生する「短鎖脂肪酸」であることがわかってきました。

短鎖脂肪酸の役目は多彩です。腸内を弱酸性に保ち、有害な菌の増殖を抑制し、肥満防止、腸の炎症予防、免疫機能の調整などを行っています。しかも短鎖脂肪酸の活躍の場は、大腸に留まりません。血液に乗って全身を回り、脂肪を分解したり、エネルギーを高めたりするのです。

大腸で腸内細菌によってつくられる有機酸の一種である短鎖脂肪酸には、酪酸、酢酸、プロピオン酸があります。酪酸は、短鎖脂肪酸の中でも一番の注目株です。

●酪酸とは何か

酪酸は、腸内を弱酸性にすることで悪玉菌を棲みにくくし、乳酸菌やビフィズス菌が棲みやすい環境をつくります。腸内が弱酸性になると、カルシウムやマグネシウムなどミネラルの吸収率も上がるので、酪酸は腸内フローラの健全化に重要な役割を果たしているのです。この酪酸をつくりだせるのは酪酸菌だけで、乳酸菌やビフィズス菌は酪酸をつくることができません。では、私たちは酪酸菌と乳酸菌やビフィズス菌のどちらを多く摂取すればいいのでしょうか。

ヨーグルトを毎日食べるといいといわれるのは、そこに含まれる乳酸菌やビフィズス菌が腸内環境にいい影響を及ぼすことが知られているからです。しかし、外から取り入れた乳酸菌やビフィズス菌は、腸に定着することはできません。胃酸や胆汁酸で死滅し、体内にある乳酸菌やビフィズス菌のエサになるだけです。

一方、酪酸菌は生きて腸まで届き、大腸内で増殖する力を持っています。また、大腸内で酪酸を産生するだけでなく、乳酸菌がつくった乳酸を使って、酪酸を産生することもできるのです。

●酪酸の健康効果

「腸活」というと、これまでは乳酸菌やビフィズス菌を摂取し、直接善玉菌を腸に届けようとする方法が主流でした。最近では、酪酸菌を摂取することで腸内に酪酸を発生させ、大腸にエネルギーを与えて腸内環境を改善させようという新たな腸活が注目を集めています。

酪酸菌を含む食品は、ぬか漬けや臭豆腐です。具体的には、本書の第5章を参照してください。

酪酸は、腸に吸収されると蠕動運動のエネルギーに変わります。腸の蠕動運動に必要なエネルギーの約80％が酪酸でまかなわれているといわれるほど、酪酸の働きは大きいのです。

そのほか、特に大切な酪酸の働きを紹介します。

【大腸がん予防】

がんは日本人の死因の第1位で、大腸がんは女性の場合乳がんに次いで2位、男性の場合も前立腺がんに次いで2位を占めています。

がんが発生するのはDNAのミスコピーが起こるからで、いわば遺伝子の突然変異が原因です。

DNAのミスコピーは珍しいことではなく、遺伝子レベルでは頻繁にミスコピーが発生しています。それを免疫細胞がやっつけているのです。

酪酸には、この免疫細胞の働きを高める力があることがわかっています。東京大学などの共同研究によると、酪酸を与えられたマウスは免疫細胞の働きが高まり、大腸炎が改善したということです。今後、ヒトに対しても、大腸がんや大腸炎を予防・修復する効果が期待されています。

【糖尿病予防】

膵臓から分泌されるインスリンの量や働きが悪くなると糖尿病になることは知られています。この糖尿病の予防にも、酪酸が期待されているのです。

インスリンの働きが悪くなる原因の一つに、LPSという腸内細菌の存在があります。これが腸から血液中に漏れ出してくると、インスリンの働きが悪くなるのです。

酪酸には腸管を保護するバリア作用があるため、LPSが漏れ出してくるのを防ぐことができます。

糖尿病の重大な原因に肥満があることは、どなたでもご存知でしょう。ここでも酪酸が大活躍します。体が太るとインスリンの働きが悪くなりますが、酪酸をはじめ短鎖脂肪酸は、代謝を高めて肥満を予防します。また、食欲を抑える作用も注目を集めています。

第六の栄養素「食物繊維」

食物繊維は三大栄養素（タンパク質、脂質、糖質）、五大栄養素（三大栄養素にビタミン、ミネラルを加えたもの）に次ぐ第六の栄養素と呼ばれます。それは、食物繊維がさまざまな機能を持っているからです。

食物繊維のおもな働きには、便秘の予防や解消、腸内細菌のエサになることなどがあります。さらにプレバイオティクスという概念が明らかになり、善玉菌のエサになる食品も解明されました。

免疫力の補強を中心に、これらの働きを見ていきましょう。

●便秘の解消は最優先課題

食物繊維と聞いて最初に思い浮かぶのは、「便秘を解消したいなら、食物繊維をたくさん摂りなさい」というアドバイスです。

食物繊維は野菜などの食べ物に含まれる成分で、ヒトの消化酵素では消化できないものを指します。

私たちが食べたものは胃で消化され、小腸で栄養素の多くが吸収されるのはご存知の通りです。吸収されなかった水分や食物繊維が大腸に届き、水分が吸収されて便になります。便の約半分は食物繊維で、残りの半分は腸内細菌です。

便秘はあらゆる不調の原因になり得ますが、高齢になると慢性の便秘に悩まされる人が少なくありません。これを防ぐには、食物繊維が不足しないよう心掛ける必要があります。

厚生労働省の「日本人の食事摂取基準」では、食物繊維の1日の摂取目安は、男性21g以上、女性18g以上（18～64歳）です。

食物繊維 二つのタイプ

	不溶性食物繊維	水溶性食物繊維
食品	繊維の多い野菜、未熟な果物、穀類、豆類、キノコ類など	繊維の少ない野菜、熟した果物、なめこ、納豆、海藻類、こんにゃくなど
働き	胃や腸で水分を吸収して膨らみ、腸を刺激して蠕動運動を活発にし、便通を促す。	粘性があり、胃腸内の食べ物の移動をゆっくりにすることで、糖質の吸収を穏やかにし、食後の血糖値の急上昇を抑える。

●腸内細菌のエサは食物繊維

食物繊維には、水に溶けにくい不溶性食物繊維と、水に溶けやすい水溶性食物繊維があります。善玉菌のエサになりやすいのは不溶性食物繊維です。

昔、食物繊維が腸内細菌（特に善玉菌の中の酪酸菌）のエサとなり、腸内フローラのバランスを整えていることがわかる前は、ただの「食べカス」と認識されていました。食物繊維が便秘を解消し、有害物質をからめ取り、排出してくれるおかげで、善玉菌が棲みやすい環境ができるのです。

食物繊維なしに腸の健康、ひいては体の健康を考えることはできません。

●プレバイオティクスとは

プレバイオティクスは1994年に英国の微生物学者ギブソンらによって提唱された概念で、善玉菌のエサになる食品を指す造語です。公益財団法人腸内細菌学会の用語集によると、「大腸内の特定の細菌の増殖および活性を選択的に変化させることにより、宿主に有利な影響を与え、宿主の健康を改善する難消化性食品成分」と定義されています。

プレバイオティクスに要求される条件は以下の通りです。

1　消化管上部で分解・吸収されない
2　大腸に共生する有益な細菌（ビフィズス菌など）の栄養源となり、それらの増殖を促進する
3　大腸の腸内フローラを健康的な構成に改変する
4　人の健康増進に役立つ

現在までにプレバイオティクスとしての要件を満たす食品は、オリゴ糖や食物繊維

の一部が認められています。みなさんもテレビの健康番組などで、ヨーグルトを食べるときは、ビフィズス菌のエサとなるオリゴ糖も一緒に摂取したほうがいいという情報を見聞きしたことがあるのではないでしょうか。

プレバイオティクスの機能については、次のようなことが報告されています。◉整腸作用（便通改善）、◉抗脂血作用、◉インスリン抵抗性の改善、◉ミネラル吸収促進作用、◉尿中窒素低減作用、◉大腸がん・炎症性腸炎の予防・改善、◉アレルギー抑制作用、◉腸管免疫の増強、など。

免疫力を補強する食べ物

ヒトの免疫力は白血球、自律神経、腸内細菌、そして一個一個の細胞に備わっています。その免疫をしっかり働かせるには、正しく食べることが欠かせません。

タンパク質を十分にとって体全体の健康的な免疫力を上げ、緑黄色野菜でビタミンA、C、Eを摂取しましょう。中でもビタミンAは、細菌やウイルスを殺すマクロファージを増やしてくれます。緑茶、そば、赤ワインなどに含まれるポリフェノールも、免疫力を高めるのに効果的です。

ここでは腸内環境を整え、免疫力を補強する食べ物として脂質、発酵食品、海藻類、キノコ類を紹介します。

●ボディビルダーは突然死が多い

著名なボディビルダーが、30代といった若さで亡くなることがあります。彼らは健康の象徴のような肉体をつくり上げていますが、意外と体は弱いのです。

報道される死因は、心疾患、ステロイドの過剰摂取による心筋症、不整脈、左心肥大などですが、本当の原因は脂質の不足による免疫力の低下にあります。脂質と免疫力との関係を指摘した文献や動画はほとんどないので、体づくりに励んでいる人、これから体づくりをしようという人は、心して読んでください。

脂質とは、動物もしくは植物由来の油です。タンパク質、炭水化物と一緒に三大栄養素を構成しているので、栄養素としての脂質は知られています。しかし、それ以外にも脂質には重大な役割があります。

その一つが、細胞膜の構成成分という役割です。私たちの体から水分を除くと、残りの重量の30～50％は脂質だといわれています。幅があるのは体脂肪や内臓脂肪に個人差があるためですが、それ以外の脂質は細胞膜をつくっています。細胞膜というのは一個一個の細胞を区切る仕切りのようなもので、脂質があるから細胞は形を保っていられるのです。

もう一つの役割は「生理活性物質」と呼ばれるものをつくることで、これが免疫と関係しています。私たちの体に病原菌が入り込むと、周囲の細胞膜の脂質からプロスタグランジンやロイコトリエンという物質がつくられ、その部位に白血球を集めてくれるのです。

ボディビルダーのように体から脂質を排除しすぎる行為は、細胞膜が弱くなり、生理活性物質の生成が抑えられることで、免疫力が低下する原因になります。

Column

プロテインの功罪について

プロテイン製剤を、効率よく必須アミノ酸を取得できるために、よく利用される方もいらっしゃると思います。ただし、風邪を引いて体が弱っているときなどは少し注意が必要です。

タンパク質は、他の三大栄養素である脂質や炭水化物とは大きく違う点があります。それは、構成している元素です。

脂質や炭水化物は、C（炭素）とH（水素）とO（酸素）の三つの元素でおもに構成されています。それに対して、タンパク質はアミノ酸を含む構造上、CとHとOに加えてN（窒素）が必要となるのです。CとHとOだけならCO_2（二酸化炭素）とH_2O（水）に分解できるので、呼気と尿で体外排出できます。が、体内からの窒素の排出は少し複雑です。

タンパク質が分解されて生じるアンモニアを、肝臓の「尿素回路」で代謝し、体外排出できる尿素をつくることでNを排出させなければならないのです。

タンパク質が体内で合成されるときはアミノ酸が使われますが、風邪などで体力が低下していると免疫系のタンパク質をつくるときに肝臓へ負担がかかります。これは風邪を引いた際に、お酒を飲まないほうがいいのと同じ理屈です。肝臓のタンパク質合成に負荷がかかっている際には、同じく肝臓によって代謝されるタンパク質の摂取を減らし、負荷を減らしましょう。（小林）

●必須脂肪酸とは

脂質のおもな構成要素は脂肪酸です。脂肪酸にはエネルギーとして使われる飽和脂肪酸と、血中の中性脂肪やコレステロール値を調節する不飽和脂肪酸があります。

この二つをわかりやすく説明すると、飽和脂肪酸は常温で固まる脂（代表格は豚や牛など動物の脂）で、不飽和脂肪酸は固まらない脂（代表格はサラダ油、ゴマ油、オリーブオイルなど）です。

不飽和脂肪酸はさらに、ω3（オメガスリー）、ω6（オメガシックス）、ω9（オメガナイン）の三つに分類されます。

この中で、ω9は体内で産生できるのですが、ω3とω6は体内で産生できないため「必須脂肪酸」と呼ばれ、食事で摂取しなければなりません。そして、どれをどれだけ摂取するかのバランスがとても大切なのです。

ω3とω6は、ブレーキとアクセルの関係にあります。ω3は体に起こった炎症を和らげ、細胞膜を柔らかでしなやかにするブレーキ役です。ω6は異物が来たら炎症を起こしてやっつけ、細胞膜を固く強固にするアクセル役です。

脂肪酸の種類と特徴

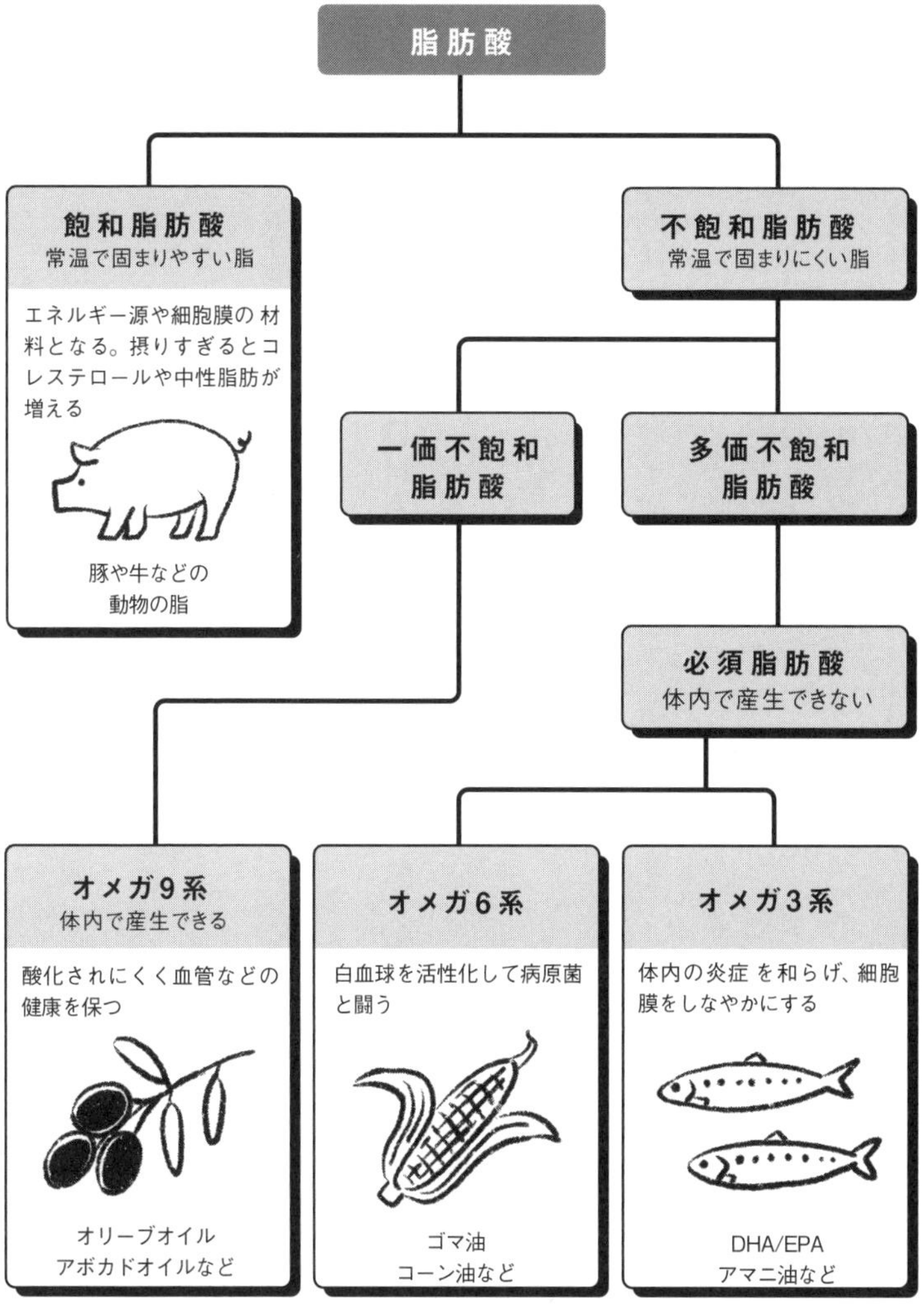
脂肪酸
飽和脂肪酸
常温で固まりやすい脂
エネルギー源や細胞膜の材料となる。摂りすぎるとコレステロールや中性脂肪が増える
豚や牛などの動物の脂
不飽和脂肪酸
常温で固まりにくい脂
一価不飽和脂肪酸
多価不飽和脂肪酸
必須脂肪酸
体内で産生できない
オメガ9系
体内で産生できる
酸化されにくく血管などの健康を保つ
オリーブオイル
アボカドオイルなど
オメガ6系
白血球を活性化して病原菌と闘う
ゴマ油
コーン油など
オメガ3系
体内の炎症を和らげ、細胞膜をしなやかにする
DHA/EPA
アマニ油など

ω3とω6は、「1対4」のバランスで摂取するのがベストだといわれています。しかし現代人はこのバランスが崩れ、1対10〜1対20になっている人が少なくないのです。アクセル役のω6をとり過ぎず、ブレーキ役のω3を十分にとらなければ、私たちの免疫力は崩れてしまうことをよく覚えておいてください。

※ω3とω6については、第5章で詳しく触れます。

●「EPA（イコサペント酸）・DHA（ドコサヘキサエン酸）製剤」で脱毛が治る

脂質は細胞をつくるために欠かせません。脂質の働きを解明していくと、受精卵の着床に役立っていることや毛根をしっかり生やすのに役立っていることがわかってきました。これはどちらも、新しい細胞をつくる働きです。

ω3とω6の体内比率は、検査で測定することができます。医師はω3の相対的摂取率が低い患者さん（たとえば魚が食べられないために不飽和脂肪酸のEPAやDHAが摂取できない人）に、ω－3脂肪酸の「EPA・DHA製剤」を処方することがあります。この薬を飲むと、毛根細胞のターンオーバーが復活し、白髪の改善や育毛作用、円形脱毛症が治ることもあります。

理由は、「毛根の細胞がつくられたから」という以外にありません。これは、生体内のリン脂質が分解されて生まれる「リゾリン脂質」の働きだという仮説が有力です。この分野の研究が進めば、受精卵の着床や毛根を再生する脂質を含む食品が発見され、新たな治療薬が生まれる日がくるに違いありません。

新しい細胞や免疫細胞をつくるためにも、脂質の力が求められています。

●発酵食品や海藻類

腸内細菌との相性が良く、善玉菌を増やして免疫力を高める食品の中には、日本特有の食文化が育んできたものもあります。ここでは発酵食品のぬか漬けと海苔などの海藻類を取り上げます。

【発酵食品のぬか漬け】

味噌、醤油、納豆、鰹節、酢など、日本には独自の発酵食品があります。これらはどれも乳酸菌を含み、腸内で善玉菌を増やす食品や調味料です。

市販の発酵食品に、生きた菌を含むものはほとんどありません。それでも腸内に入ると乳酸菌やビフィズス菌のエサになり、免疫力を高めます。

発酵食品の中でも特に優れているのは「ぬか漬け」です。「ぬか」とは「米ぬか」のことで、玄米を精米するときにできる外皮を指します。そのぬかに塩や水を加えて混ぜ合わせたものが「ぬか床」です。ぬか床には乳酸菌や酵母などの微生物が増殖し、旨味成分がたくさん生まれるので、中に漬け込まれた野菜はおいしいぬか漬けになるのです。

ぬか漬けには、酪酸菌が多く含まれています。ぬか漬け以外で酪酸菌を含む食品は臭豆腐ぐらいしかないので、とても貴重だといわなければなりません。

ぬか床には、ビタミンB群が多く含まれていることも重要です。大根、キュウリ、にんじん、なすなどの野菜をぬか漬けにすると、ビタミンB1の含有量が生のときと比べて10倍にも増えることが知られています。


【海苔などの海藻類】

善玉菌がエサとして好む水溶性食物繊維を多く含む食物に、海藻類があります。日本人は海苔、ワカメ、めかぶ、昆布、ヒジキなどを好んで食べますが、これは世界的に見ると珍しいことだそうです。

一説によると、外国人は海苔を食べても消化できません。日本人が海藻類を消化できるのは、バクテロイデスという腸内細菌を持っているからだとされてきました。これは2010年にフランスの研究グループが、科学雑誌「ネイチャー」で発表した論文から広まった風説です。この論文は「世界で日本人だけが海藻類を分解する遺伝子を持つ」と誤って伝えられました。

フランス人と日本人の腸内細菌を調べたこの研究は、検体数が少ないという欠点がありました。近年、ドイツを中心とした国際研究チームが大がかりな調査を行い、日本、韓国、中国の沿岸部、北米のベイエリア、アイスランドなどでも海藻類が食べられ、消化されていることを立証しました。これらの国々では、毎日海藻類を食べていた先祖が、海藻類の繊維質を分解する「酵素分泌遺伝子」を海水と一緒に飲み込み、それが腸内細菌に移植されたと解釈されています。

ともあれ善玉菌が好む水溶性食物繊維で、カルシウムなどのミネラルやビタミン、抗酸化物質、タンパク質を多く含む海藻類を食べる習慣は、私たちの健康的な食文化として守り続けなければなりません。

●キノコは優れた免疫食

低カロリーで美容や健康にいいとされるキノコは、優れた免疫食でもあります。キノコに含まれる免疫力アップ成分を見てみましょう。

まずは食物繊維です。食物繊維には、水に溶けて便を出しやすくする水溶性食物繊維と便の量を増す不溶性食物繊維があります。キノコはどちらも含んでいますが、他の食品に比べると不溶性食物繊維が多いのが特徴です。食物繊維は善玉菌のエサになり、増殖して日和見菌も善玉菌寄りになるので、腸内環境が整って免疫力がアップします。

次にβ－グルカンです。これは食物繊維の一種で、椎茸や舞茸に多く含まれています。β－グルカンには、がん細胞や感染細胞を攻撃するNKT細胞（ナチュラルキラーT細胞。NK細胞とT細胞の両方を持っている）やマクロファージ（侵入した異物を食べる体の掃除屋）などの免疫細胞を活性化させる働きがあります。

キノコキトサンは、キノコ由来の成分から産生される複合食物繊維です。油分を吸着し、脂肪の分解と排出を促すことで、腸内環境を整えて免疫力をアップさせます。

ビタミンB群も豊富で、疲労回復やエネルギー代謝に関わり、粘膜を健康に保ったり血行を良くしたりして免疫力を高めます。

ビタミンDとエルゴステロール（プロビタミンD2）も、免疫力アップにつながるキノコ特有の栄養素です。

●免疫力を高めるキノコの食べ方

【天日干しにする】

ビタミンDの前駆体であるエルゴステロールは、日光を浴びるとビタミンDに変化するので、天日干しにしたほうが栄養価が上がります。干し椎茸はキノコの中でもビタミンDを多く含みますが、調理前に2時間ほど天日干しにすると、さらにビタミンDが増加します。

【油で調理する】

ビタミンDは、油に溶ける脂溶性のビタミンです。一般にビタミン類は熱に弱い性質を持ちますが、脂溶性ビタミンは加熱に強く（残存率70～96％）、油に溶け出すことで吸収も良くなります。キノコ類は油を使って調理すると、ビタミンDの摂取効率が上がるのです。

【冷凍してから調理する】

キノコを冷凍すると、中に含まれる水分が凍って細胞膜が破壊され、栄養が吸収しやすくなります。また、キノコの旨み成分であるグアニル酸は、細胞膜が破壊されると初めて出てくるので、冷凍してから調理するとキノコの旨みが増すのです。

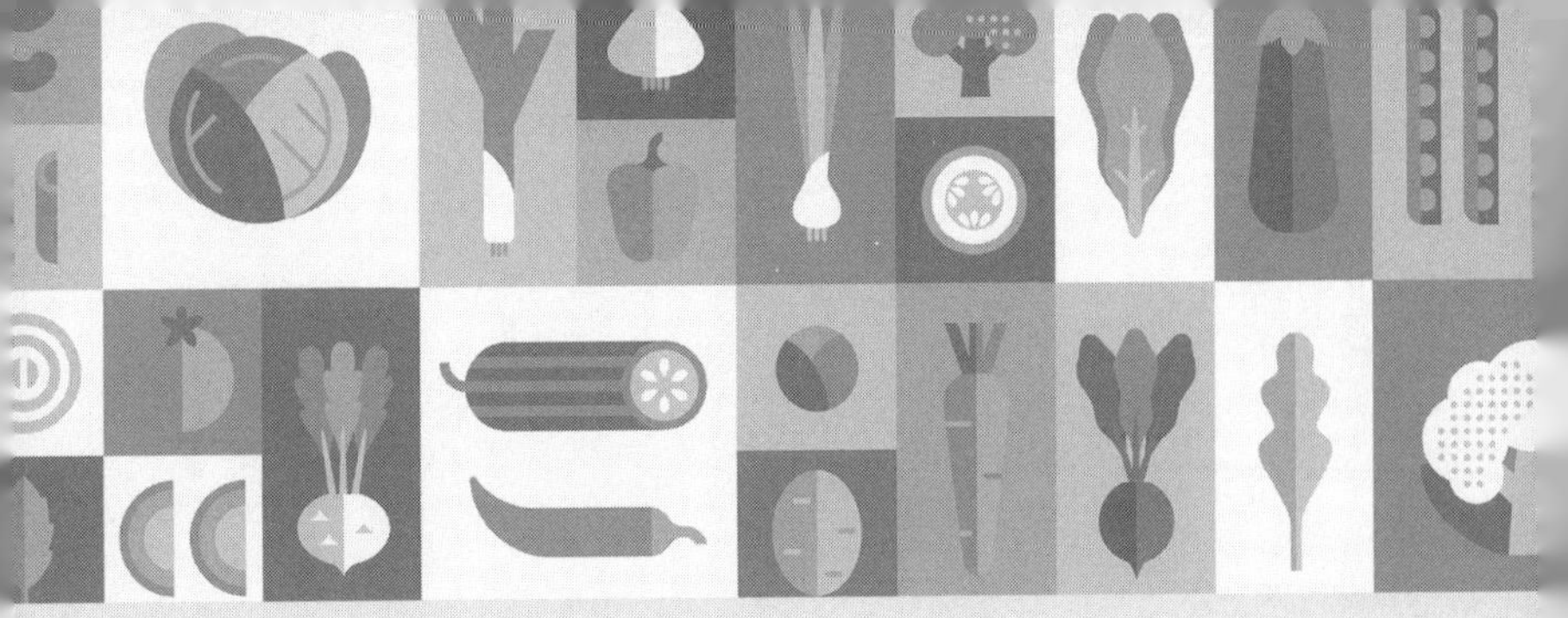

第 4 章

オフェンシブ❸
テストステロン活性を上げる

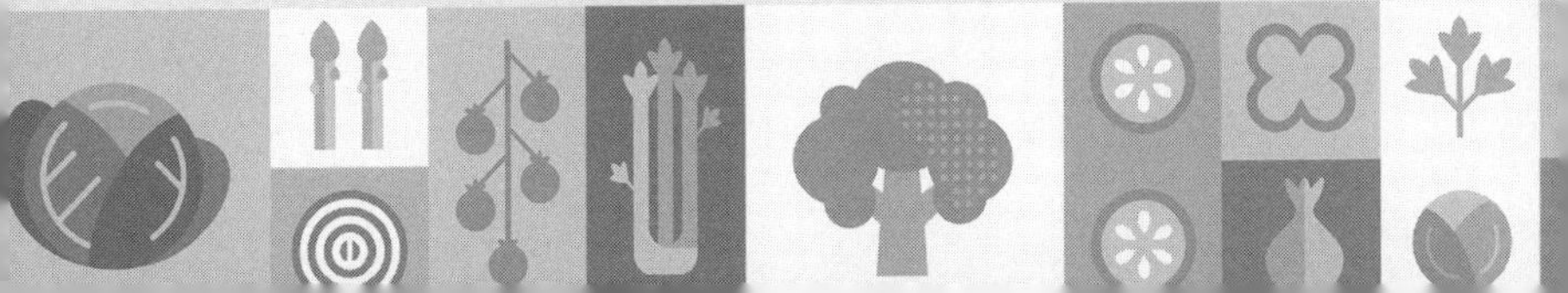

健康長寿のカギ「テストステロン」

人間がほかの動物と違う点はいろいろありますが、「生殖期間を終えた後も長く生きる」のもその一つです。人生100年時代といわれるほど平均寿命が延びた現在、生殖後の人生のQOLをいかに保つかが、人の幸不幸を分けるといっても過言ではありません。元気なくただ生きているだけの老後と、イキイキとした老後とでは雲泥の差があります。両者の差は、何で生まれるのでしょうか。そのカギが、これからお話しする「テストステロン」なのです。テストステロンをしっかりキープすることなしに、50歳以降の幸せはないと思ってください。

●テストステロンとは何か

テストステロンは、男性ホルモン（アンドロゲン）の一つで、男性の生殖機能を維持するステロイドホルモンです。働きとしては、男性の性的発達、筋肉と骨の強化、身体能力や運動能力の向上、決断力や競争心の発揮、精神力の育成、造血作用と動脈硬化の予防、抗炎症作用、認知機能の維持などがあります。

典型的な例を挙げると、狩猟時代の男性が食料を得るために狩りに行き、獲物をとってきて家族を守るのは、テストステロンの働きによるものです。社会的には、リスクを取ってチャレンジする前向きな生き方を選ばせます。

テストステロンの原料はコレステロールなので、小食やダイエットまたは菜食主義を続けていると、コレステロールが欠乏してテストステロンの分泌が少なくなります。その結果、ポジティブさや積極性が失われ、マイナス思考に陥りやすくなるのです。また、疲れやすく、粘りがなくなり、心が折れやすくなるなど、生活の各方面に悪影響が出てきます。

●早起きとテストステロン

テストステロン値は、泌尿器科または男性更年期、ＥＤ（勃起不全）治療を行っている病院やクリニックで計測してもらうことができます。テストステロン値は日内変動するので、何時に計測するかが大切です。朝方は高く、午後から夕方にかけて低くなるので、病院やクリニックの窓口と相談してください。

テストステロンは気力を高揚させ集中力を高めるホルモンで、朝方に高いとわかっているのですから、それを利用しない手はありません。仕事や勉強は朝型に切り替え、重大な決断を行う打ち合わせや会議も午前中に済ませてしまうほうが合理的です。昔から「早起きは三文の徳」と言われますが、朝型人間になってしまえば、三文どころではない大きな成果が期待できます。

自己啓発本やビジネス本によると、「億万長者の9割が朝型人間」というデータがあるそうです。人生を向上させたければ、ぜひ朝型にシフトしてください。

●経営者はテストステロン値が高い

狩猟時代と現代では、男の役割も変わったはずだと思われるでしょうが、共通点はあります。現代でもヒトはさまざまな集団をつくり、社会を構成しているからです。当然個々の集団にはリーダーがいて、人を導く仕事をしています。たとえばビジネス社会では会社という集団があり、経営者がリーダーです。

経営者は、目標を定め、効率化を高め、利益を得て、従業員やその家族を幸せにします。そして、それができる優秀な経営者であれば、例外なくテストステロン値が高いのです。経営者でありながらテストステロン値が下がってくると、危険なことは言うまでもありません。

リーダーシップとテストステロン値は、ほぼ正比例しています。生物学者がサルの集団を調べると、群れの中のオスのボスザルは、一番テストステロン値が高いそうです。やがて老いたボスザルは若いリーダーにその座を奪われますが、そこでも一番テストステロン値の高いサルが、新しいボスになることは間違いありません。

テストステロンは社会的地位と連動しているのです。経営者だけでなく、政治家、画家や音楽家などの芸術家、自分を表現する仕事をしている人は、テストステロン値が高い傾向があります。

Column
テストステロン値と指の長さ

テストステロンを研究している医師や研究者の中には、「手の指を見ればその人のテストステロン値が高いか低いかわかる」という方がいます。自分の指を真っすぐ伸ばして、「人差し指」と「薬指」の長さを比較してください。「薬指のほうが人差し指よりも長い」という人は、テストステロン値が高い人です。逆の場合は、テストステロン値が低い人ということになります。

ヒトは、母親の胎内で男女の別が分かれます。最初は全員女性型なのですが、XYの男性型の遺伝子を持つ場合には、妊娠3か月目ぐらいに「テストステロンシャワー」を浴びて男性がつくられるのです。テストステロンシャワーは、男の子の胎児が自分の睾丸でつくり出すテストステロンと、母親が副腎と卵巣でつくるテストステロンが合わさっています。当然、睾丸のない女の子もテストステロンシャワーを浴びますが、男女とも指の長さにこの浴び方が現れるといわれています。

薬指のほうが人差し指より長い人は、テストステロンシャワーをたくさん浴びた人なので、冒険心や積極性が強く、社交的な傾向があります。女性であってもアクティブでおしゃべりな人が多いようです。テストステロンは加齢とともに減少しますから今の値を反映していない可能性もありますが、「元々高かった人」を知るのは興味深いものです。（小林）

女性にもあるテストステロン

テストステロンは代表的な男性ホルモンなので、女性にはないと思われがちですが、そんなことはありません。女性にもテストステロンはあり、重要な役割を担っているのです。男性のテストステロンは精巣（睾丸）でつくられ、一部が副腎でつくられます。女性は卵巣、脂肪、副腎などでつくられます。血中のテストステロン値を比較すると、女性の量は男性の量の5～10％に過ぎません。女性のテストステロンは少量ですが、エストロゲンなどの女性ホルモンに負けない重要な役割をまかされています。男女とも、テストステロンは健康長寿のカギをにぎる「幸せホルモン」なのです。

●女性ホルモンの元はテストステロン

女性は50歳前後で閉経すると女性ホルモン（エストロゲン）が大幅に減少し、自律神経の乱れが起こって更年期障害に陥ります。エストロゲンにはE1（エストロン）、E2（エストラジオール）、E3（エストリオール）の3種類があり、妊娠していない女性ではおもにE1、E2が卵巣でつくられます。妊娠中の女性はE1、E2、E3のすべてがおもに胎盤でつくられます。

エストロゲンの原料は、コレステロールからつくられたアンドロステンジオンやデヒドロエピアンドロステロン（DHEA）という男性ホルモンの一種です。これらは代謝されて一度テストステロンになります。さらにテストステロンが代謝され、女性ホルモンのE2（エストラジオール）が合成されるのです。

つまり、女性ホルモンの原料はテストステロンなので、女性は常に少量のテストステロンを持っています。男性も女性も男性ホルモンと女性ホルモンを持ち、男性は男性ホルモンが多く、女性は女性ホルモンが多いということです。

●女性のほうが老け込みやすい理由

女性におけるテストステロンの役割は、単に女性ホルモンをつくるだけではありません。女性の美肌、性欲、バイタリティー（生命力）を保つホルモンとして働いています。従って、テストステロン値が落ちてくると、男性と同じように女性も活気がなくなり、老け込んでしまうのです。

男性・女性ホルモンの推移

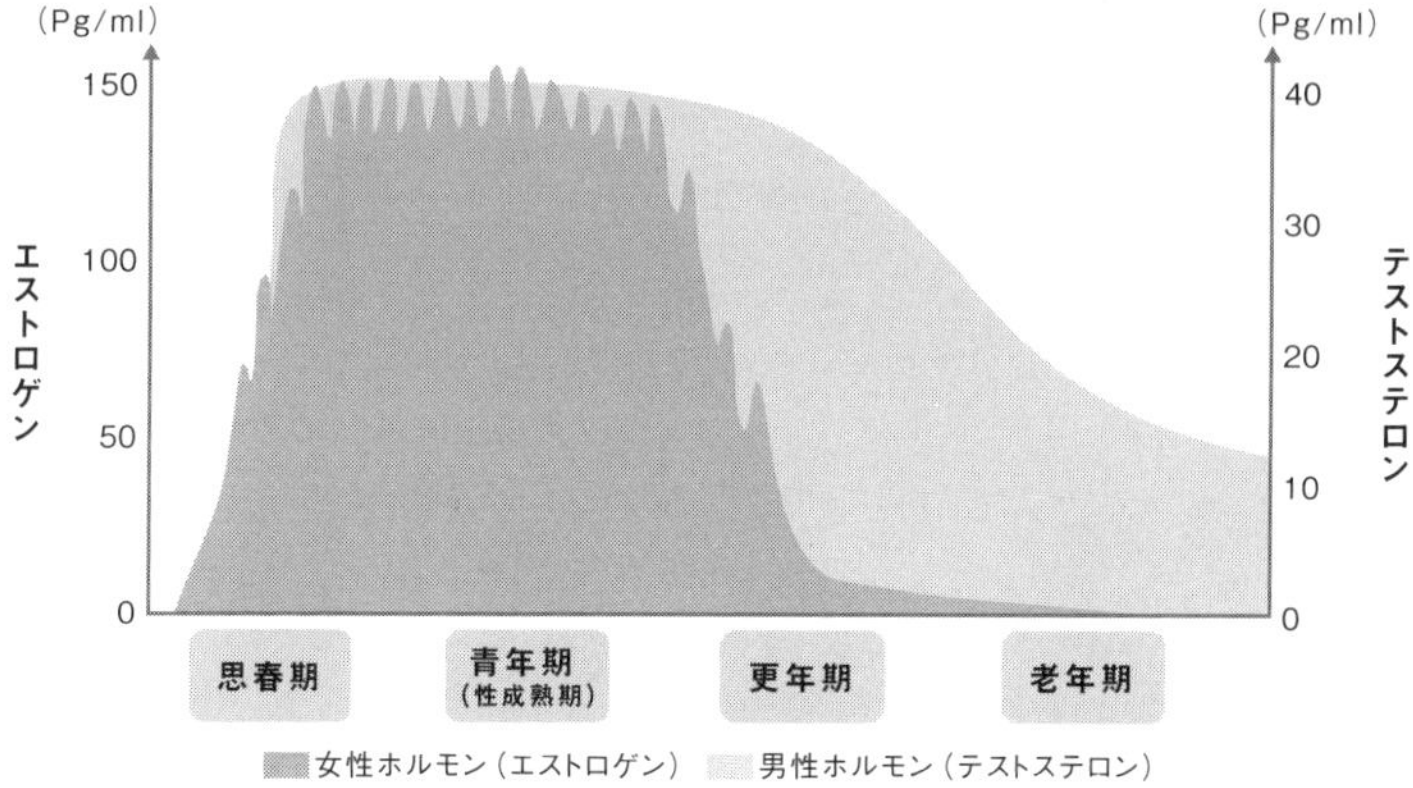

※内閣府男女共同参画局のホームページより改変して掲載

女性は更年期に女性ホルモンが減少してダメージを受け、さらに少ししかないテストステロンも減少するのでダブルパンチを受けることになります。

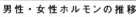

一般的に、女性のうちの約9割は70代半ばから緩やかに衰えていきます。女性と比べて男性の平均寿命は短いですが、80～90歳を越えて長生きをする男性の中には、自立して日常生活を営むことができる人が1割程度存在すると言われています。高齢になってもが自立した男性がいる理由は、男性のテストステロン値の高さにあると言えます。

更年期以降の女性がいつまでも元気で活気に満ち、自立した生活を営み、健康と長寿をエンジョイするためには、テストステロンを補充することでヴァイタリティをサポートするのが、これからの医療の役割ではないでしょうか。

●更年期以降の人生が変わる

テストステロンは、男女とも加齢とともにゆっくり減少しますが、更年期の女性が経験する女性ホルモンの減少のような急激さはありません。

「男性にも更年期がある」とは、近年よく聞く言葉です。確かに中年以降の男性は、性欲減退、ＥＤ、疲れやすさ、イライラ、自律神経の乱れなどに見舞われます。しかし、女性の更年期が加齢に伴う不可避なものであるのに比べ、男性では更年期にならない人もいます。それは、テストステロンをキープできている人がいる、ということです。

男性も女性も、中年以降はテストステロンをいかに保つかが、幸福に生きるためのカギになります。更年期に女性ホルモンがほぼ10分の１に減少する女性は、テストステロンが頼みの綱になるのです。

みなさんは平均寿命と健康寿命の違いをご存知でしょうか。健康寿命とは自立して

平均寿命と健康寿命の推移

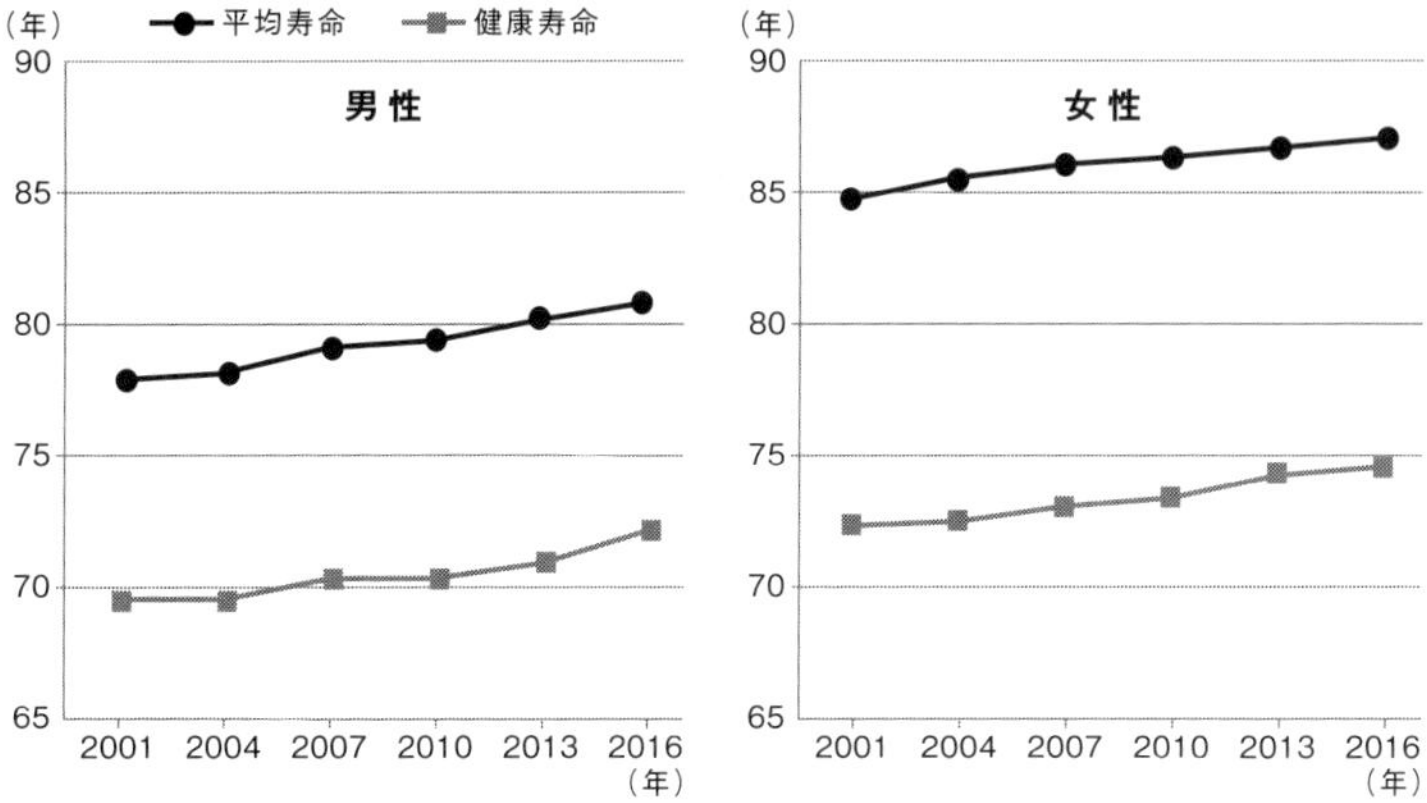

※厚生労働省ホームページより改変して掲載

生活できる年齢のことで、平均寿命から健康寿命を引くと要介護期間が出ます。それが男性は約9年間なのに対し、女性は約12年間もあるのです。

何も手を打たなければ、この期間は生きているのが辛い期間になります。テストステロンを維持することで、更年期以降の人生を明るいものに変えましょう。

テストステロン活性を上げる生活

ホルモンは血液中に分泌される一種の情報伝達物質なので、生活を変えることによって変化させることなどできないように思えます。しかし、それが結構できるのです。体内にある無数のホルモンの中で、有名なものにアドレナリンがあります。みなさんは好きなことに熱中し、興奮したときに「アドレナリンがいっぱい出た」経験をしたことがあるのではないでしょうか。テストステロンは性ホルモンですから20代にピークを迎え、加齢とともに減少します。その大きな流れに逆らうことはできませんが、意識すればテストステロンを上げることはできるのです。ここでは、その方法を学んでいきます。

●テストステロンの性質

テストステロンは、ドーパミンを発生させます。ドーパミンは脳に刺激を与えると発生するので、逆にドーパミンを発生させることによってテストステロン値は上がるのです。テストステロンは、勝ち負けにも左右されます。スポーツで自分が参加しているチームもしくは応援しているチームが勝つと、テストステロン値が上がり、負けるとテストステロン値が下がります。

これは、テストステロンが男性ホルモンであり、男性を狩猟に駆り立てる原動力であったことから理解できるでしょう。男女に限らず「推し活」（好きな芸能人やアイドルグループを応援する活動）をすると、テストステロン値は上がります。つまり、夢中になるくらい好きなことをしていると、人はイキイキ・ハツラツとなり、テストステロン値が爆上がりするのです。

逆に「興味を持てることが何もない」「何をしていても楽しくない」状態に陥ると、テストステロン値は下がり続けます。

Column

ショパンを聴くと美肌になる？

音楽には、心と身体に大きな影響を与える力があることがわかってきました。これは、ファンクショナルMRIという、音楽を聞かせたときの実際の脳の血流の断面を測定できる技術ができたからなのです。アンチエイジング効果のある音楽として私がお勧めなのは、ピアノの詩人ショパンの曲です。私が選曲したショパンの名曲・名演奏を集めたCDで、ユニバーサルミュージック社から発売された「美肌ショパン」を使って、こんな実験をしました。

14名の女性にこのCDを渡し、1日1時間以上10日間、聴いてもらいました。その際、「以前にした恋愛の楽しい思い出をショパンの曲に合わせて、思い出しながら聴いてみてください。片思いでも構いません。好きだったスターのことを思い浮かべるのでもOKです」というルールを設け、彼女たちにCDを託したのです。

肌年齢測定装置であるサイバースキンチェッカーを使って14名の肌測定を行いました。測定したのは「肌のハリ、水分量、油分量、色彩」の4項目です。10名の平均年齢はすると、驚いたことにすべての女性の肌が若返っていました。10名の平均年齢は42・6歳で、CDを聴く前の肌年齢は平均40・8歳、CDを聴いた後の肌年齢は平均30・9歳、なんと約10歳も若返っていたのです。もちろん色彩は変化しませんが、大きく変化したものは、大きく肌のハリと水分量。これは女性ホルモンのエストロゲンが分泌されたからなのだと思います。

「美肌ショパン」はCDショップ（通販等）やWEBなどでダウンロード可能です。ぜひ女性の読者はこの「美肌ショパン」で肌の若返りを実感してください。（藤本）

●テストステロン不足と肥満・うつ状態

テストステロン値が下がると、体や心にさまざまな不具合が生じます。その代表格が、肥満とうつ状態です。

男性で内臓脂肪が増え、メタボ（いわゆる中年太り）になってきた人は、ほぼ例外なくテストステロン値が下がっています。思い出してください。テストステロンは男性ホルモンなので、たっぷり分泌されていた20代の頃は放っておいても筋肉量は多く、体脂肪や内臓脂肪は少なかったはずです。テストステロンを医療機関で補充すると、筋肉が増え、体脂肪や内臓脂肪が減ることがわかっています。

うつ病の人はテストステロン値が低く、コルチゾール値が高くなるのが一般的です。コルチゾールは副腎でつくられるホルモンで、ストレスがあると多く分泌されるため、ストレスホルモンとも呼ばれます。ここで問題になるのは、精神科や心療内科を受診して抗うつ薬を飲んでも、うつ病が改善されない人がいることです。この場合、テストステロン値が低下しただけの、「うつ状態」に過ぎないかもしれません。

そういう人は、テストステロンを補充すれば改善するので、ぜひテストステロン値を測ってみてください。

●運動や睡眠が特に大切

運動して筋肉を使うと、テストステロン値が上がります。ジョギングなどの有酸素運動も効果的ですが、筋トレを行うとさらにいいでしょう。定期的にジムに通って筋トレができればいいのですが、できなければ自宅でスクワット、腹筋、腕立て伏せをやるだけでも効果があります。筋肉がついて体脂肪が少なくなると、ますますテストステロン値が上がりやすい体になるので、いいスパイラルに入り込むことができます。

ただし、運動のやりすぎは逆効果です。マラソンを限界まで続けるなど、過度の運動はかえってテストステロン値を減少させてしまいます。

睡眠もテストステロンとの相性がバツグンです。テストステロンには睡眠を深める効果があり、良質な睡眠はテストステロン値を高めます。テストステロンは夜半から明け方にかけて多く分泌されるので、利用しない手はありません。テストステロンが増え始める午前0時には、必ず入眠しているような生活習慣を身につけましょう。

●ストレスの少ない生活を

テストステロンは、副交感神経の支配下にあります。そのため、睡眠との相性がいいのです。副交感神経が優位になるような生活を続けていると、テストステロン値が上がっていきます。この上昇傾向を保つためには、テストステロン値を下げる最大の原因となるストレスを避けなければなりません。

親しい友だちと会ったり家族と過ごしていたりすれば、ストレスフリーの環境に身を置くことができて、テストステロンの分泌が高まります。物事を気にせず、ありのままを受け入れる生き方も大切です。

一方、テストステロンは男性にとっても女性にとっても性ホルモンなので、「恋心」を抱くと分泌が増えます。「モテたい」「カッコよくいたい」と思う気持ちは、いくつになっても心身に良い影響を及ぼすのです。

「男性としての魅力、女性としての魅力を失わないでいたい」という気持ちは、生きる意欲に直結しています。性ホルモンを高めようとする生活は、高齢者が陥りがちなフレイル（虚弱）から最も遠い生活です。

Column

煩悩はテストステロン

みなさんは煩悩という言葉を聞いたことがあると思います。煩悩とは仏教用語で、人を苦しめ惑わせる心、悟りを妨げる心のことです。具体的には、食欲、性欲、征服欲、所有欲などを指します。しかし、これらは男性ホルモンであるテストステロンの働きにすぎません。テストステロンが足りないと競争心が生まれないので、ズバリ煩悩のない人は出世できない人のことです。このジレンマをどう捉えればいいのでしょうか。仏教では、煩悩の仕組みを四諦や八正道などで理解し、乗り越えようとします。四諦八正道は、釈迦が人生の真理を苦であると見定め（四諦）、それを乗り越える道（八正道）を説いた教えです。こうして理論的に解釈するのが、宗教的にも科学的にも正しい方法だと思います。その際、煩悩を悪と決めつけるのは、仕方のないことかもしれません。人は、煩悩に振り回されてしまうからです。しかし、人間の欲はその人を成長させ、人生をステップアップさせる側面も持ちます。煩悩の本質的な問題点は、欲があることではなく、その欲を達成したいために執着心が強くなりすぎることです。そこから解放されるためには、煩悩をネガティブな意味合いで捉えることをやめなければなりません。私は常々、「テストステロン＝良い意味での煩悩」と説明しています。煩悩のプラス面に着目して、うまく煩悩と付き合っていける人が、これから先の人生を充実して過ごせるのではないでしょうか。（藤本）

テストステロン活性を上げる食べ物

ここではテストステロン値を上げる食品や食べ方、また食品以外の摂取方法を紹介します。その前に、テストステロンの原料を思い出してください。テストステロンの原料は、コレステロールでした。つまり脂質です。今でも「コレステロールを摂りすぎると体に悪い」と思っている人がいますが、2015年からコレステロールの摂取制限はなくなっています。コレステロールの摂取量は、血中コレステロール値を左右しないことがわかったからです。悪玉コレステロールが上がる原因は、肝機能の低下、薬剤の影響などいろいろありますが、テストステロンに変換されていないのが最大の原因といえます。まずは、脂質をしっかり摂って、テストステロンをつくりましょう。

●タンパク質をしっかり摂る

タンパク質は、筋肉をはじめ内臓、皮膚、血液など体のあらゆる組織をつくります。脂質と一緒に十分なタンパク質を摂ることは、テストステロン活性を上げる最大の方法です。タンパク質をしっかり摂取しないと、体内で十分なテストステロンが産生されませんし、何より健康な体になりません。

体内のタンパク質は、約20種類のアミノ酸から生成されます。そのうち九つは体内でつくることができない必須アミノ酸なので、食べて補う必要があります。

必須アミノ酸はどれか一つでも必要量に足りないと、一番少ないアミノ酸量に応じたタンパク質しかつくれません。従って、すべての必須アミノ酸をバランスよく食べなければならないのです。

「タンパク質の1日の必要量は、体重1kgあたり1gが目安」と前著『ディフェンシブ栄養学』では書きました。オフェンシブでは、もっと多量が推奨されます。中年以降であれば、体重に関わらず1日100gまで大丈夫です。

●過度な糖質制限はNG

ダイエットにはいろいろな方法がありますが、中でも糖質制限ダイエットは根強い人気を誇っています。糖質とは、三大栄養素（タンパク質、炭水化物、脂質）の一つである炭水化物の一部です。炭水化物は、ヒトが消化できる糖質と、消化できない食物繊維に分けられます。糖質制限ダイエットは、「炭水化物が肥満の原因なのでこれを制限し、タンパク質と脂質は制限しない」というダイエットです。1970年代に提唱され、これまでのダイエット法の常識を覆したために大流行しました。

炭水化物を摂らないと、糖質の代わりに中性脂肪（体脂肪）がエネルギー源として使われるため、減量効果はあります。しかし、筋肉量が減り、基礎代謝が低下するというデメリットもあります。長い目で見ると糖質不足は体に悪影響を与えるので、やめたほうが賢明です。何よりもテストステロンを減少させ、本人の活気を奪って老化を早めてしまいます。

●テストステロンを上げる食物

テストステロン活性を上げてくれる食物の代表格はニンニクやタマネギです。これらはアリシンという強い匂いを持つ硫黄化合物を含み、古くから男性ホルモンを高めることが知られていました。

アリシンを含む食物には、ニンニクやタマネギのほか、ニラ、ネギ、アサツキなどがあります。

また、硫黄化合物を含む仲間には、キャベツ、大根、わさびなどアブラナ科の野菜があります。

そのほか、次のような食物にテストステロンを増やす効果があります。

【ビタミンDを含む食物】……あん肝、しらす、紅鮭、うなぎ
【亜鉛を含む食べ物】……牡蠣、イワシ、牛赤味肉、豚レバー、カシューナッツ
【マグネシウムを含む食物】……そば、ひじき、海苔、大豆、バナナ
【コレステロールを含む食べ物】……卵

●補充する薬剤やサプリメント

医師によるテストステロン補充療法には、さまざまな薬剤が使われます。

【注射剤】

テストステロン補充療法の基本は、合成テストステロン製剤の筋肉注射です。いくつかの病名がつけば保険適応され、比較的値段が安いというメリットがあります。高濃度のテストステロンが体内に入るので、テストステロンの血中濃度は1日、2日と急上昇し、平均3日でピークを迎えます。その後は急降下するので、効果は「釣鐘状」のカーブを描くのが一般的です。

用法用量（何mgを何週間おきに打つか）は、患者さんのテストステロン値やクリニックの方針によって異なります。

【軟膏】

日本では、テストステロン濃度1mgの軟膏が市販されています。薬局で購入できますが、効果の測定や副作用の観察がないのは問題なので、医師の指導のもとに使ってください。

【ゲル剤】

アメリカでは、2000年から吸収性の高いゲル剤が開発されました。注射、塗り薬、貼り薬として広く使われているようですが、日本ではまだ承認されていません。医師の個人輸入になるので、かなり高価です。

【サプリメント】

ビタミンD、ビタミンB群、亜鉛製剤などが、テストステロン補充療法を補完するサプリメントとして使われています。そのほか、ハーブ系のサプリもあります。購入や使用は自由ですが、テストステロン補充療法中であれば、医師の指導のもとで使ったほうが安全です。

【漢方薬】

東洋医学では、「気」を高める益気湯、「腎」を強める八味地黄丸、牛車腎気丸などが、テストステロン活性を高める漢方薬として使われています。しかしながら、東洋医学の治療の指示には「証」という、自覚症状および他覚的所見からお互いに関連し合っている症候を総合して得られた状態(体質、体力、抵抗力、症状の現れ方などの個人差)を診る独自の手法があり、証の合わない処方は逆効果になることもあります。

第 5 章

もっと
元気になる
スーパーフード

ここまで「抗酸化力」「免疫力」「テストステロン」の話をしてきました。これらは、「病気にならない、疲れない、若さを保つ」ための知識でした。

ここからは、「オフェンシブ栄養学」が勧めるスーパーフードを紹介します。抗酸化食品、腸内環境を整える食品、ホルモンを高める食品などです。

この章には、もっと元気になりたいと考えている方、体にいいものがあれば試してみたいと考えている方に役立つ情報が詰まっています。攻撃的に「健康を獲りに行きたい」ときに役立ててください。

Column

サプリメントの賢い選び方

人によっては「好き嫌いがあって栄養が偏りがち」「時間がなくてバランスのいい食事をつくれない」などの悩みがあるかもしれません。そのような場合、「手っ取り早くサプリメントで栄養素の補給を」と考える人もいるでしょう。サプリメントを取り入れるのはいいのですが、「その人に合うかどうか」が大きな問題になります。

万人に合うサプリはありません。人によって遺伝子も生活習慣も、持っている腸内細菌も違います。Aさんにはすごく効果があっても、Bさんにはあまり実感がないということもあり得ます。ではどうすればいいのかというと、現状ではやはり「五感」を研ぎ澄ませて、一つひとつ自分に合うかどうか、試してみるのが最善です。

たとえばまず、自分の感性で気に入った「三つ」のサプリメントを選びます。次に、そのうちの1種類を7日間飲んでみるのです。そして、次の日間は二つ目のサプリを飲み、次の7日間は三つ目のサプリを飲みます。要するに3種類をそれぞれ7日ずつのローテーションで飲んでみるのです。

この飲み方は何がいいかというと、まず、身体に必要なものは7日の期間に吸収できます。万が一、三つのうちどれかが合わない成分が入っていた場合、気づいてやめられるので、リスクを分散させられます。同時に三つ飲むと、調子が良くなっても悪くなってもどれが原因なのかがわかりません。大切なことは五感を研ぎ澄ませて自分を観察して、自分に合ったサプリメントを選ぶことです。（小林）

抗酸化スーパーフード

第2章でお話ししたように、私たちの体には抗酸化酵素がありますが、35歳頃からどんどん低下します。そのため加齢に伴って体の酸化が進みます。それを防ぐには、体外から抗酸化物質を取り入れるしかありません。抗酸化作用のある栄養素は、食べ物から取り入れることが可能なのです。ここでは「抗酸化スーパーフード」として、特に抗酸化力の強い食品や栄養素を紹介します。これらを効果的に摂取して、若々しく健康な体をつくってください。

植物（野菜や果物）に含まれる天然の抗酸化剤

フィトケミカル

フィトケミカルは、植物が紫外線や昆虫などの外敵から身を守るためにつくりだした色、香り、苦み、渋みなどの成分です。これらは必須栄養素ではないものの、人間の体にいい作用を及ぼすので、健康維持のために積極的に摂取したい重要な成分であることがわかっています。

どんな効果があるのか、代表的なフィトケミカルを見ていきましょう。

【ポリフェノール】

抗酸化作用があるフィトケミカルの代表格がポリフェノールです。

・赤ワイン、ブルーベリー、なすなどに含まれるアントシアニン、・大豆や大豆製品（納豆、豆腐、ゆばなど）に含まれるイソフラボン、・お茶（緑茶、紅茶、ウーロン茶など）に含まれるカテキン、・そば、いちじくなどに含まれるルチン、などがポリフェノールの仲間で、人の体内で強い抗酸化力を発揮します。

【カロテノイド】

水に溶けやすいポリフェノールに対し、脂溶性のフィトケミカルがカロテノイドで、こちらも強い抗酸化作用があります。

・にんじん、かぼちゃなどに含まれるβ-カロテン、・トマト、スイカ、柿などに含まれるリコピン、・赤ピーマン、赤唐辛子、パプリカなどに含まれるカプサンチン、・

ほうれんそう、ブロッコリーなどに含まれるルテイン、などがカロテノイドの仲間です。

【硫黄化合物】

硫黄を含んでいるため辛味と刺激臭があるのが特徴です。

・ニンニク、タマネギなどに含まれるアリシン、・大根、わさびなどに含まれるイソチオシアネート、などが硫黄化合物の仲間で、抗酸化作用のほか抗菌作用、血行促進作用、消化器の解毒作用があります。

●抗酸化力の指標

植物の抗酸化力を示す指標の一つに、「DPPHラジカル消去活性」があります。

これを見るとモロヘイヤが群を抜き、続いてブロッコリー、小松菜など緑の濃い野菜の抗酸化力が強いことがわかります。

しかし、モロヘイヤばかり食べていると健康になれるかというと、そうではありません。フィトケミカルは、できるだけ多くの食品から少しずつ摂取する必要があります。どうすると、上手に食べられるのでしょうか。

野菜のDPPHラジカル消去活性

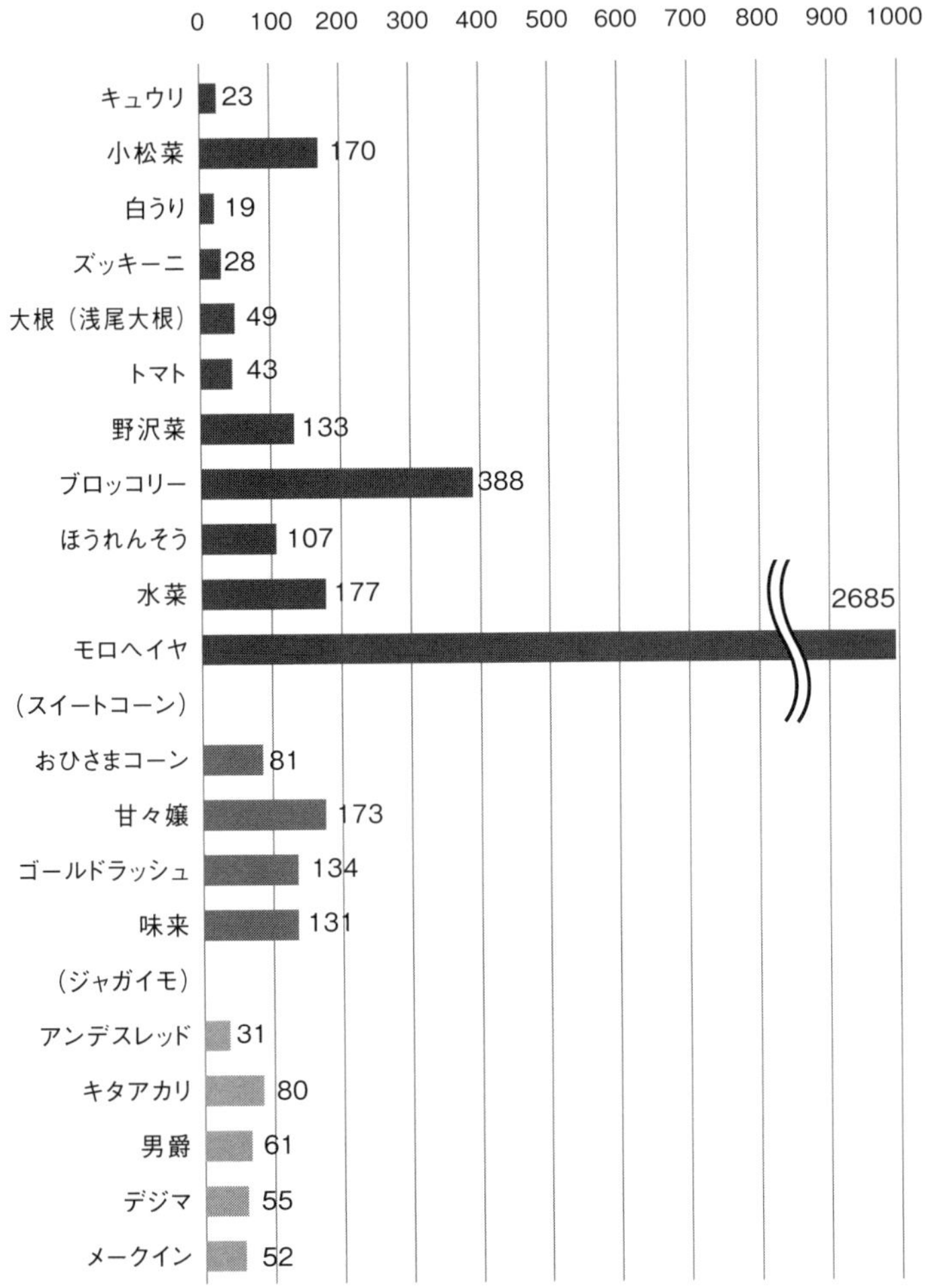

※公益財団法人長寿科学振興財団ホームページより改変して掲載

●上手な食べ方

フィトケミカルを上手に摂るには、野菜を色分けして、均等に摂取する方法が一番確実です。5色に分ける方法や7色に分ける方法が書籍化されていますが、ここでは一番簡単な5色に分ける方法を紹介しましょう。

【赤・紫】アントシアニン（ブルーベリー、なすなど）、リコピン（トマト、スイカなど）、カプサンチン（赤ピーマン、赤唐辛子など）

【オレンジ・黄色】β－カロテン（にんじん、かぼちゃなど）、ゼアキサンチン（とうもろこしなど）

【緑】ルテイン（ほうれんそう、ブロッコリーなど）

【白】イソフラボン（大豆や大豆製品）

【黒・茶】クロロゲン酸（ごぼう、れんこん、ジャガイモなど）、β－グルカン（舞茸、椎茸、エリンギなど）

日本人がよく食べる野菜は、大根、タマネギ、白菜など白が多く、次が緑で赤・紫、黄色などが少ないという調査結果があります。この5色を全部1日の食事で摂るのが理想的ですが、そうでなくても2～3日で5色が揃うような献立を組めば、フィトケミカルをまんべんなく摂取することができます。

人間にとって最も大切な抗酸化物質の一つ
グルタチオン

グルタチオンは三つのアミノ酸（グルタミン酸、システイン、グリシン）が連なったペプチド（化合物）です。動物や植物、微生物の細胞内に高濃度で存在し、生命を維持するために欠かせない成分といえます。ヒトの体内では皮膚や肝臓に多く含まれていますが、加齢や酸化ストレス（紫外線、感染症、喫煙、ストレス、過度な運動、生活習慣など）で減少しやすい成分です。グルタチオンは不足すれば補充できる抗酸化物質なので、ヒトの健康や美容にとても役立ちます。日本では医薬品に指定され、海外ではサプリメントが普及しています。

●グルタチオンの基本的な作用

【抗酸化作用】

グルタチオンは、自ら酸化還元を繰り返すことによって、活性酸素によるダメージから細胞を守ります。活性酸素は本来、体にとって必要なものですが、増えすぎると体の中のタンパク質、脂質、核酸を傷つけるのです。グルタチオンは過剰に発生した活性酸素から体を守り、病気や老化を防いでくれます。

【美白作用】

紫外線を浴びると、皮膚の奥にある細胞からメラニン色素がつくられます。グルタチオンは、メラニンの元となる物質の産生を抑制し、つくりだすメラニンを色の薄いものにする作用があります。グルタチオンに美白効果があるのは、抗酸化作用によってシミの原因を予防するからです。

【解毒作用】

毒や薬は肝臓で代謝されますが、複数ある代謝経路の一つに用いられているのがグルタチオンです。グルタチオンは体内でつくられる解毒酵素を活性化する働きがあり、肝機能を高めてくれます。肝臓の機能が低下すると、毒素や老廃物が体内に留まるようになり、疲れやすくなるほか、病気の原因にもなります。体内酵素、グルタチオンペルオキシダーゼは、脂質ヒドロペルオキシドの対応するアルコールへの還元と遊離した過酸化水素③の水への還元によって、アルコールと活性酸素である過酸化水素③の解毒に努めます。

●グルタチオンの摂取方法

【食品から補う】

グルタチオンは野菜や肉類など身近な食品から摂取することができます。

ホタテ貝、トマト、アスパラガス、アボカド、豚肉、鶏レバーなど。

【医師に相談する】

保険適応外ですが、点滴（静脈注射）やサプリメントで処方してもらえます。

スルフォラファン

スルフォラファンは、アブラナ科の植物に含まれる成分で、フィトケミカルの一種です。この成分を多く含むのはブロッコリーですが、特にブロッコリーの新芽（スプラウト）に多く含まれることがわかっています。

緑黄色野菜の中でもとりわけ栄養豊富で人気のあるブロッコリーは、最近ではデトックス効果のあるスルフォラファンを内包していることで注目の的です。

ただし、ブロッコリーを茹でて食べたのでは、スルフォラファンにはたどり着きません。前駆体物質としてブロッコリーの細胞内に存在しているスルフォラファンは、細胞内の酵素と化学変化を起こすことによって姿を現わしますが、茹でられると出てこられなくなり、摂取することができなくなります。

●スルフォラファンのデトックス効果

スルフォラファンは強力な抗酸化作用で、動脈硬化の予防、肝機能の向上、がんの予防、美肌効果を持つとされます。

さらにスルフォラファンには脂肪を燃焼させ、肥満を改善する効果もあるのです。私たちの体内には「白色脂肪細胞」と「褐色脂肪細胞」があり、「白色」は脂肪をため込む作用、「褐色」は脂肪を燃焼させる作用と、逆の働きをします。スルフォラファンは「白色脂肪細胞」を「褐色脂肪細胞」に変える作用があり、脂肪燃焼を促進してくれることが期待されるのです。

さらに、高脂肪食を摂った後の腸内フローラの乱れを改善し、インスリンの効き目を向上させ、糖尿病の予防にもつながるとされています。

スルフォラファンはこのほか、抗ピロリ菌効果、抗アレルギー効果、ぜんそくや花粉症への効果、二日酔いの防止効果、さらには「うつ」への効果なども注目されているのです。

●スルフォラファンの摂取方法

ブロッコリースプラウト（新芽）は、そのまま生で食べてください。

ブロッコリー類（カリフラワー、芽キャベツ、ケール）も、茹でないで生で食べるのがスルフォラファンの摂取方法です。ブロッコリーの小房を粉々にし（2㎜程度）、そのまま90分間常温で置き、よく噛んで食べてください。調味料は使っても結構です。細かく砕き、よく噛むことで、スルフォラファンが出てきます。

ワインの抗酸化力をさらに高める試み

ブドウ種子抽出物

ブドウは紫外線から果肉を守るため皮に包まれているところがアロエベラに似ています。その抗酸化作用を有効に摂取できるのがワインです。ワインを醸造する工程は、ある点でほかの酒類と一線を画しています。ワインは、水を使わないでつくられる唯一のお酒なのです。

ブドウから恩恵を受ける方法は、フルーツとして食べる、レーズンを食べる、ワインとして飲む、だけに留まりません。近年では、種子から有用成分を抽出する方法が確立され、話題を集めています。

●ワインは特別な飲み物だった

ワインはキリスト教と深いつながりがあります。イエスは最後の晩餐でパンとワインを摂り、「これは私の体であり、私の血である。私の記念としてこのように行いなさい」と告げて弟子たちに与えました。カトリックのミサでは、今でもその教えを象徴する儀式として、パンと赤ワインを「聖体拝領」で使います。

コンスタンティヌス帝のミラノ勅令（4世紀）でカトリックが公認されると、宣教師による布教活動が活発になり、ミサ用ワインの需要が増え、修道院でワインの醸造が始まりました。そこからワインは、世界に広まったのです。

ワインは豊富なポリフェノールを含み、ポリフェノールには抜群の抗酸化力があります。ワインを巡っては「フレンチ・パラドックス」の話が有名です。これは、フランス人が世界一肉やバターを多く摂る食生活を続けているのに、動脈硬化の患者が少なく、心臓病の死亡率も低いことを不思議がる言葉です。その理由は、フランス人が日常的に飲んでいる赤ワインの効果だといわれています。

●ブドウ種子抽出物が話題に

ブドウ種子抽出物はワイン用ブドウからつくられ、サプリメントとして静脈不全や創傷の治癒促進、炎症の軽減など、さまざまな症状・疾患によいとされています。ブドウ種子抽出物のおもな有用成分は、プロアントシアニジンという物質です。

●ブドウ種子エキスの機能性

プロアントシアニジンは、ヒト臨床試験において運動による筋力低下の予防、血液中のＬＤＬ酸化抵抗性の増進、腸内フローラの改善、色素斑（シミ）の改善などの効果が確認されています。

200種類の有用成分が含まれる栄養素の宝庫

アロエベラ

アロエベラはサボテンの仲間のように見えますが、ユリ科の植物です。日本ではアロエというと観賞用の「キダチアロエ」を指しますが、欧米では肉厚のアロエベラを指します。「ベラ」はラテン語で「真実」という意味なので、アロエベラは「真実のアロエ」という意味になります。アロエベラは、日本のキダチアロエより二回りほど大きく、火焔状に広がる分厚い葉の中に、ゼリーのような葉肉（ゲル）が詰まっています。

●アロエベラの有用成分

アロエベラの固い葉を適当な長さに切って、皮をむいてください。中から半透明のゲルが出てきます。このゲルには、200種類もの有用成分が含まれているのです。そこには必須栄養素もしっかり入っています。

アロエベラの主要な有用成分

アロイン　アロエウルシン、　アロエエモジン	
アロエシン　アロエチン　アロミチン　アルボラン	
アロエマンナン　サポニン　ムコ多糖　葉緑素	
ビタミン18種類（ビタミンA・B・B2・B6など）	
アミノ酸8種類（リジン、ロイシン、メチオニン、フェニルアラニンなど）	
ミネラル20種類（Ca、Na、Feなど）	**計200種類以上**

必須栄養素は約50種類あり、体内でつくることも蓄えることもできません。私たちは、食事として外から必須栄養素を摂取し続けなければならないのです。

アロエベラを食べると、必須栄養素を含む200種類の有用成分を一度に摂取できます。サラダに加えてドレッシングをかけても、ヨーグルトに混ぜて食べても、ジュースやスムージーにして飲んでもいいでしょう。

アロエベラに栄養が多いのは、その生育環境にあります。暑くて水分が乏しい砂漠で育つアロエベラは、固い葉で太陽光をブロックし、地中に深く根を張って水分を得なければなりません。たとえばアロエベラには、炎症を抑え熱を下げる成分がありますが、これは過酷な環境から身を守るためのものです。

●スーパーオキシドを無害化する

第2章「体をサビつかせる活性酸素」で、スーパーオキシド②が最悪のヒドロキシラジカル④へ変わるかもしれないことを説明しました（59ページ参照）。

体内の抗酸化酵素「SOD」がスーパーオキシド②を無害化しますが、残念ながらSODは35歳から減少の一途をたどります。体外からスーパーオキシド②を過酸化水素③に変え、無害化してくれる抗酸化物質を取り入れるしかありません。しかし、そんな抗酸化物質はめったにないのです。

一時、抗酸化力が強いβ－カロテンに期待が集まったことがあります。でも、太刀打ちできませんでした。そこに、アロエベラが登場しました。アロエベラは、加齢とともに衰えるSODの活性を上げてくれるのです。

その後の研究で、アロエベラは高濃度の抗酸化力を持つだけでなく、SOD、グルタチオンペルオキシダーゼ、カタラーゼといった体内酵素を有意に増加させることがわかってきました。

アロエベラを食べていれば抗酸化物質を補給でき、加齢とともに衰える活性酸素への抵抗力がつきます。さらに、細胞を生き生きと保ってくれる栄養素を補給でき、新陳代謝を活発にする働きも得られるのです。

ミツバチ由来のスーパーフード

英国には「蜂蜜の歴史は人類の歴史」という古いことわざがあります。紀元前6000年頃スペイン東部のアラニア洞窟に描かれた壁画には、蜂蜜を採る人々の姿が描かれています。紀元前5000年頃には、初めて養蜂家が登場したことも知られています。一方、日本では「日本書紀」に、大化の改新直前の話として、養蜂の記事が見られます。蜂蜜は古来、とても貴重なものでした。ミツバチ由来のスーパーフードは、現代人の健康にも貴重な効果をもたらします。

ミツバチがつくった「パーフェクトフード」

蜂蜜

ミツバチが集めた蜜を人間が採るのは、とても危険な行為です。あえてそれをするのは、単に食べ物がほしいからではありません。命がけでも手に入れたい、特別な理由があるのです。赤ちゃんに蜂蜜を与えてはいけないことにも理由があります。蜂蜜はすごい薬であり、薬であるからには注意も必要です。

●「パーフェクトフード」と呼ばれる蜂蜜

乳児は腸内環境が整っていないため、蜂蜜で食中毒を起こすことがあります（満1歳を過ぎたら大丈夫です）。また、生の蜂蜜は花粉が多いので、子どもに限らず初めて食べる人は少しなめてみて、アレルギー反応が出ないか様子を見てから摂取したほうがいいでしょう。

蜂蜜は「パーフェクトフード」と呼ばれるほど天然の栄養成分が豊富です。養蜂技

蜂蜜の栄養成分

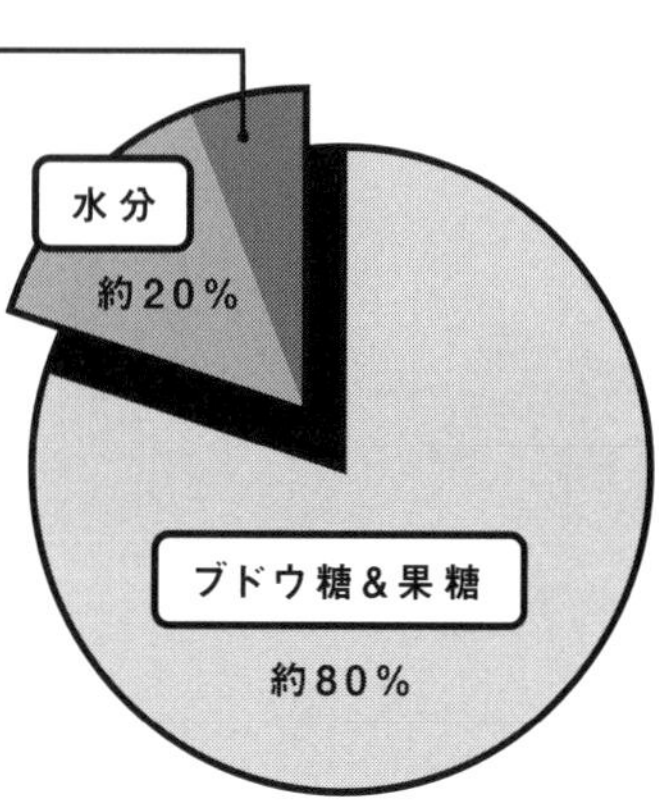

・プロリンなどのアミノ酸
・ビタミンB群
・ビタミンC
・カリウムやリンなどのミネラル
・フラボノイドなどのポリフェノールなど

術が整わない古代から、人々が危険を冒して蜜蜂の巣を採取したのは、命をかけてもほしいほど栄養価が高いことがわかっていたからです。

蜂蜜の栄養成分の8割を占めるブドウ糖と果糖は、ミツバチが花の蜜を体内の酵素で分解した単糖類なので消化吸収に手間取らず、ダイレクトに体のエネルギーになります。

●ひと工夫した使い方

加熱した蜂蜜はなめらかで味や香りのクセが少なく、日用使いに適しています。料理に使うほか、スキンケアに活用してください。

非加熱の生蜂蜜は固くて味や香りが強く、殺菌・抗菌効果がある酵素を含むのが特徴です。専門店で入手してください。

・家庭用浴槽に大さじ1を入れると入浴剤になります。シャンプーやコンディショナーに小さじ1を入れてヘアケアに使うと、髪の潤いが増します。
・喉が痛いときに原液を口に含むと、ウイルスによる喉の痛みを和らげます。
・化粧水や洗顔料に加えると、保湿力が高まりスキンケア効果が上がります。
・生蜂蜜で歯を磨くと、口内の雑菌が抑えられて虫歯予防になります。
・二日酔いの朝に食べると、蜂蜜の果糖がアルコール代謝を早めます。

●ミツバチが集めた「栄養成分の宝庫」

蜂蜜にはビタミン、ミネラル、アミノ酸など150種以上の栄養成分がバランスよく含まれています。また、腸内環境を整えるオリゴ糖、抗酸化・抗炎症作用のあるポリフェノールも含まれています。

これらは、ミツバチが集めた天然の栄養成分であるから貴重なのです。

プロポリス

蜜蜂が植物の樹液や若芽の成分からつくって巣の入口に塗るのがプロポリスです。プロポリスは強い抗菌力があるため、蜜蜂の巣の中には有害な微生物がほとんどいません。古代エジプトではミイラの防腐剤として使われ、古代のギリシャやローマでは皮膚疾患の治療や感染予防に使われていました。また、地中海沿岸やヨーロッパでは昔から、やけどやニキビ、イボなどを治す民間療法の薬としても使われていました。プロポリスは「天然の抗生物質」と呼ばれ、古代から万能薬として処方されてきたのです。

●プロポリスの抗酸化作用

プロポリスはビタミンやミネラルなど多彩な有用成分を含んでいますが、中でもポリフェノールの一種であるフラボノイドを多く含んでいます。フラボノイドには強力

プロポリスに含まれるフラボノイド成分

フラボン類	クリシン、アピゲニン
フラボノール類	ガランギン、ガランギンメチルエーテル、ケンフェロール、ケンフェロールメチルエーテル、ケルセチン、ケルセチンメチルエーテル、ラムネチン
フラバノン類	ピノセンブリン、ピノストロビン、ナリンゲニン、アルビネチン、サクラネチン、イソサクラネチン、ジヒドロキシプロパノイルオキシ フラバノン、ジヒドロキシメトキシフラバノン、ジヒドロキシアセチル フラバノン
フラバノール類	ビノバンクシン、ビノバンクシン（メチルエーテル、アセテート、ブタノエート、プロパノエート、ペンタノエート）
カルコン類	カルコン（ジヒドロキシジメトキシ、ジヒドロ、トリヒドロキシメトキシ、トリヒドロキシジヒドロ、ナリンゲニン、イソサクラネチン、アルビネチン、ピノストロビン、ピノセンブリン）

※『プロポリスと心と身体』松野哲也（中央アート出版）より 改変して掲載

な抗酸化作用があり、ヒトの天敵である活性酸素を除去してくれます。このようにプロポリスは、私たちの体がサビついて老化するのを遅らせ、生活習慣病の予防や改善に効果があります。

●プロポリスの薬理作用

プロポリスに含まれるフラボノイドは、肌の老化の元凶となる活性酸素を除去するため、若々しい体を保つアンチエイジングに欠かせません。

特に40代以降の女性の美肌づ

くりにお勧めです。

体の内側からの美肌や美白効果以外にも、プロポリスには次のような薬理作用があります。

◉抗菌・殺菌・抗ウィルス作用、◉抗炎症作用、◉血管強化・血流改善作用、◉活性酸素除去作用、◉抗疲労作用、◉鎮痛作用、◉抗腫瘍作用、◉ストレス緩和作用

ミツバチが集めた花粉の「ミラクルフード」

ビーポーレン

ビーポーレンのビー(Bee)は蜜蜂、ポーレン(Pollen)は花粉のことで、蜜蜂が集めてきた花粉をビーポーレンといいます。

蜜蜂は集めた花粉を後足につけて飛びながら巣へ持ち帰るとき、蜜や唾液で花粉を固めて運びます。この花粉の塊が「ミラクルフード」と呼ばれるビーポーレンです。

蜜蜂は1回の飛行で1500以上の花を訪れますが、この驚くような力は花粉を常食にしているからだといわれます。蜜蜂の活動を支えるスタミナ源である花粉は、ロー

ヤルゼリーの原料になることでも知られています。
スーパーなどでは見かけない食品ですが、輸入食料品店か通販で購入できます。

●ビーポーレンの栄養素

ビーポーレンには90種類以上の有効成分が含まれています。ビタミンA、B1、B2、C、D、Eをはじめ、リン、カルシウム、鉄、マグネシウム、ナトリウム、カリウムなどのミネラルが豊富です。さらにタンパク質や20種のアミノ酸（必須アミノ酸9種）、糖類、脂質、酵素を含んでいるため、「ミラクルフード」と呼ばれています。

●ビーポーレンは女性の味方

【ダイエット食として】
高タンパクで低カロリー（約25％がタンパク質）のビーポーレンは、健康的に痩せたい人のダイエット食として最適です。

【アンチエイジングに】
多量に含むビタミンC、Eの相乗効果で体内の活性酸素が増えるのを抑え、ビタミンAで肌荒れを防ぎ、抗酸化酵素の働きで活性酸素を除去します。細胞の老化を予防し、シミ、シワ、カサツキから肌を守ります。

【更年期症状の改善】

ビーポーレンは、スウェーデンでは前立腺肥大に効果があるとして医薬品の認可を受けています。これは、女性ホルモン様の働きをするということです。オーストラリアでも、更年期や更年期前後の症状に有効だったという報告があります。

【貧血の予防】

鉄や銅などのミネラルが豊富に含まれ、ヘモグロビン再生を促します。

【便秘の解消】

豊富に含まれた食物繊維が腸の蠕動運動を促進し、排便をスムーズにさせます。

Column

五感を磨く

私たちが不安や恐怖を感じると、その情報は脳内にある「扁桃体」と呼ばれる部位に伝わることがわかっています。扁桃体の隣には、短期記憶をつかさどる「海馬」という部位があり、不安や恐怖という情報は、扁桃体から海馬へも送られます。

そもそも私たちが不安になるのは、「命を守りたいから」です。たとえば危険な音が聞こえたときに不安になるのは「事故に巻き込まれそう」だから。まずいものを食べたときに不安になるのは「食中毒を起こしそう」だから。扁桃体には本能的に「これが危ない」という記憶が蓄積されていて、それが不安を呼び起こします。

しかし、不安を解消するのは実は簡単です。というのも、扁桃体は原始的な器官で、新しい刺激が入るとすぐに切り替わることができるからです。

不安や恐怖を感じたり、うつ状態に陥ったり、嫌なことを思い出してクヨクヨし始めたら、視覚以外の五感を刺激して、新しい情報を扁桃体に与えてください。脳の働きとして、視覚で受け取った情報は大脳皮質に転写されるので、直接扁桃体に流れないからです。「音楽を聴く」「アロマの香りをかぐ」「おいしいものを食べる」「お風呂に入ってリラックスする」など、視覚以外の聴覚、味覚、触覚、嗅覚で「心地いい」ものに接すると、気持ちが前向きになります。いつでもポジティブになれるよう、五感を磨いておきましょう。（藤本）

種子由来のスーパーフード

食用のナッツ類は「種実類」と呼ばれ、種の一部や木の実が食べられています。ナッツが「ナッツ・シード」と一括りにされるように、両者はあまり区別されていません。日本人は比較的、嗜好品としての「種実類」の摂取量が少ない国民です。「アメリカ人の体はピーナッツバターでできている」という俗語を聞き、MLB（メジャーリーグベースボール）の選手がガムでなければひまわりの種を噛んでいる姿を見ると、日本人の消費量の少なさがわかります。

「種」には食物のエキスが宿る

シード類

おやつでシード（種子）類を食べていなくても、多くの人は毎日のようにシードを食べています。それは主食であるお米が稲の種だからです。試しに種もみや玄米の状態のお米を水に浸しておくと、やがて発芽します。稲、大麦、小麦などイネ科は穀物と呼ばれますが、実は種とくっついていて区別ができません。厳密にいえば、私たちがおもに食べているのは、種の部分なのです。ここでは、主食として食べられる種と、おやつとして食べられる種を分けて紹介します。

●主食の米と小麦はデンプン質

【米】

もみ殻を取り除いた玄米の状態が果実、そこからぬかを取り除いた胚芽米の状態が種子、そこから胚芽部分を取り除いた白米の状態が胚乳です。胚乳は胚に必要な栄養を供給するためにあるので、種子の一部といえます。白米になると主要な栄養素はほぼ取り除かれ、デンプンだけが残ります。

【小麦】

小麦は世界中で最も広く栽培されている穀物です。構造は稲と同じで、もみ殻が取り除かれた小麦粒は玄米の状態といえます。しかし、小麦は粒のままでは食味が悪すぎて食べられません。必ず粉に挽きますが、それは小麦粒の皮が厚くて米のように精米できないからです。一度砕いてからふるいにかけ、皮と胚芽を取り除かなければなりません。取り除かないものが全粒粉です。

【大豆】

穀物に次いで世界で主食とされる豆類も種を食べています。豆科の植物は、果実がサヤ状になるのが特徴です。成熟すると果肉に相当する部分は皮と一体化してなくなり、空洞になったサヤの内部に種である豆が残ります。

豆類の代表格である大豆の食べ方を見てみましょう。未熟な大豆をサヤのまま茹でたものが枝豆です。サヤから取り出した完熟した種をそのまま、炒り豆や煮豆などの料理に使います。粉にしたものがきなこです。また、豆腐、納豆、味噌、醤油など加工食品の原料にもなります。どれも、植物性のタンパク質や脂質などの栄養素が豊富です。

●おやつ代わりに食べる種の魅力

世界ではウリ科の植物を中心に、多くの種が食べられています。種には多くの油分が含まれるので、食べ過ぎには注意しましょう。肝臓に負担がかかるほか、皮も固いので歯にも負担がかかります。よく食べられる種には、ひまわり、かぼちゃ、スイカ、ゴーヤ、冬瓜、キュウリ、ヘチマなどがあります。

【ひまわり】

海外ではメジャーなおやつです。ミネラル類、ビタミンE、葉酸、ビチオンなど、美容と健康にいい栄養素がたくさん含まれています。

ひまわりの種は大別して殻付きと剝き身があり、剝き身には生タイプとローストタイプ（味付き）があります。

剝くのを楽しみたいなら殻付きですが、そこらに吐き捨ててはいけません。大谷翔平選手のように紙コップを持ち、そこに吐き出すのがマナーです。

【かぼちゃ】

かぼちゃの種には、ビタミンE、マグネシウム、亜鉛のほか良質な脂質がたくさん含まれています。漢方では南瓜仁《なんかにん》と呼ばれ、低血圧の治療や回虫駆除のために煎じて飲みます。

かぼちゃの種は市販されていますが、家庭でつくることもできます。かぼちゃの実を食べるときに種を取り出しておき、洗って乾燥させます。しっかり乾燥させたら、ローストしてください。ローストすると簡単に外皮を剥くことができます。

良質なタンパク質と脂質の宝庫

ナッツ類

食べられる木の実のことをナッツと総称します。ナッツ類は驚くほど栄養価が高く、生活習慣病を予防する効果があります。しかし、カロリーも高いので、食べ過ぎには気をつけなければなりません。一方、ナッツ類にはダイエット効果もあるといわれています。それは不溶性の食物繊維が多く、腸の動きを促進するので便秘が解消されるからです。また、食物繊維はお腹の中でゆっくり消化されるため、少量でも満腹感が得られて腹持ちがいいからです。

●ナッツ類の健康効果

【がんの予防効果】

アメリカの大学では、ナッツ類の摂取とがんリスクの低減に関する研究が頻繁に行われていて、いくつもの論文が出されています。それらによると、子宮がん、直腸がん、すい臓がんのリスクが有意に低下したそうです。毎日の食事にナッツ類をプラスすることは、がんの発症率を低下させる効果が期待できます。

【コレステロール値の改善】

ナッツ類は、フィトケミカル、抗酸化作用のあるビタミンE、不飽和脂肪酸などを豊富に含んでいます。これらは血液中のLDL（悪玉）コレステロール値を低下させるので、善玉・悪玉のコレステロールのバランスが整います。

【高血圧やメタボの解消】

ナッツ類は脂質を多く含んでいて、少量でもカロリーが高い食品です。しかし、カルシウムやマグネシウムなどを含むことから、高血圧やメタボリックシンドロームの予防に効果があることが、いくつかの研究でわかっています。

●おもなナッツに含まれる栄養素

・アーモンド：タンパク質が豊富で、食物繊維やビタミンEも含んでいます。
・クルミ：多価不飽和脂肪酸を多く含み、高血圧や生活習慣病を予防します。

・カシューナッツ：カロリーが低いのが特徴です。ミネラルも含んでいます。
・マカダミアナッツ：脂質が高いナッツですが、健康にいい脂を多く含みます。
・ココナッツ：果肉を乾燥させたものがナッツとなり、カリウムが豊富です。
・ピーナッツ：脂質が少なく、タンパク質をはじめ豊富な栄養素を含みます。
・ヘーゼルナッツ：鉄などのミネラルが豊富で、貧血予防に摂取されます。

オイル系スーパーフード

食用オイルには飽和脂肪酸（動物系オイル）と不飽和脂肪酸（植物系オイル）があり、不飽和脂肪酸はさらにω３（オメガスリー）、ω６（オメガシックス）、ω９（オメガナイン）に分類されます。このうちω９は体内で合成されますが、ω３とω６はつくれないので食物から摂取しなければならず、必須脂肪酸と呼ばれています。ここで大切なのは、ω３とω６のバランスです。私たちは、日頃の食生活でω６系の油（サラダ油、ゴマ油、加工食品の油など）を摂りすぎています。もっとω３系の油（αリノレン酸、ＤＨＡ、ＥＰＡ）も摂取しなければなりません。ω３とω６は「１対４」

の比率で摂取するのがベストです。

ヒトの体ではつくれない必須脂肪酸

DHA／EPA

ω3系のオイルを積極的に摂りたい場合、欠かせないのはDHAとEPA（どちらも体内で合成できない必須脂肪酸）です。この二つのオイルは抗血液凝固作用や中性脂肪低下作用が報告され、「食後の血中中性脂肪が上昇しにくい食品」として、特定保健用食品に指定されています。DHAもEPAも、1900年代にその働きが発見された必須脂肪酸です。ますます高齢化が進む日本において、予防医学上大切な栄養素であることは間違いありません。

●DHAとは／DHAを含む食品と働き

DHA（ドコサヘキサエン酸）は、イワシやサバなど脂ののった青魚に多く含まれています。また、マグロの脂身、ぶり、ハマチ、サンマにも含まれます。そのほか鮎の内臓、うなぎ、くじら、あんこうの肝にも含まれます。
母乳にはたくさんのDHAが入っています。脳を中心とした神経組織にも多く含まれています。

【DHAの作用】

◉赤ん坊の発育に必要、◉脳、神経系の機能を保つ、◉網膜の機能を保つ、◉炎症を抑える、◉血液を流れやすくする、◉体を酸化から守り、疾患を予防する（抗酸化作用）

●EPAとは／EPAを含む食品と働き

EPA（エイコサペンタエン酸）も、イワシやサバなどの脂ののった青魚に多く含まれています。また、マグロの脂身、ぶり、ハマチ、サンマなどに含まれるDHAと同じです。

EPAはとても柔らかい脂肪酸です。EPAをたくさん摂っている人の細胞膜は柔軟になり、動脈硬化を起こしにくくなります。

【EPAの作用】

◉中性脂肪の低下、◉血小板凝集の抑制、◉炎症を抑える、◉がんの働き（炎症反応、食欲低下、体重減少）への抵抗、◉月経困難の緩和、◉細胞膜をしなやかにしてくれる　※欠点はすぐに酸化されやすいこと。

●DHAとEPAの上手な摂り方

ＤＨＡとＥＰＡは同じ魚油の成分ですが、体内での安定性に差があります。ＥＰＡは摂取すれば血中濃度が増え、摂取をやめると減るという性質があります。一方ＤＨＡ濃度はあまり変化がありません。摂取したつもりでも数値として増えないので、不安に駆られることもあります。

しかし、ＥＰＡは体内でＤＨＡに変換されることもあるので、ＥＰＡをしっかり補えば、ＤＨＡが不足することはまずありません。

ＤＨＡとＥＰＡは、これを補充する薬剤が開発されたので、医師から処方してもらうこともできます。一般名「オメガ－3脂肪酸エチル」という粒状カプセル剤で、薬効分類は「ＥＰＡ－ＤＨＡ製剤」、製品名は「ロトリガ」という薬です。

関心のある方は、かかりつけの医師に問い合わせてください。

オリーブオイル

オリーブの実を圧搾した食用油で、グリーンがかった色と独特の香りが特徴です。風味は、オリーブの種類や収穫される土地によって変わります。また、フルーティなもの、柑橘系のもの、辛味が強いものなどさまざまなタイプがつくられています。純度の高いオリーブオイルは、保湿化粧品として使われることもあります。

●オリーブオイルの成分と作用

オリーブオイルの主成分は、ω9（オメガナイン）脂肪酸のオレイン酸とバルチミン酸です。悪玉コレステロールを減らし、なおかつ善玉コレステロールを減らさない作用があります。さらにポリフェノールやビタミンAを含むので、体内の活性酸素を減らし、動脈硬化を防ぐ働きがあります。

●オリーブオイルの等級

オリーブオイルは、IOOC（国際オリーブオイル協会）の定めた基準によって分類されています。分類は、大きくバージン・オリーブオイル、精製オリーブオイル、オリーブオイルの3種類です。

バージン・オリーブオイルとは、基本的な加工（粉砕や圧縮）以外の化学的処理を一切行っていないオリーブオイルを指します。高品質のものから順にエクストラ、ファイン、オーディナリー、ランパンの4等級に分けられます。

エクストラ・バージン・オリーブオイルは、果実を生のまま搾り、熱処理や化学処理を一切していない最高級のオリーブオイルです。世界中に輸出されているオリーブオイルのうち、エクストラ・バージン・オリーブオイルは約1割しかないといわれています。

●取り扱い上の注意

オリーブオイルは劣化しにくい食用油ですが、開封後は酸化が進むので、なるべく早めに使い切ってください。また、直射日光を避けて保管する必要があります。

新たに開発された健康食用油

その他のオイル

近年注目を集めている健康オイルもあります。

●カメリナオイル

アブラナ科の植物カメリナサティバの種子を圧搾して生成した、クセのない植物性食用油です。カメリナオイルの特徴は、不飽和脂肪酸のω3（オメガスリー）、ω6（オメガシックス）、ω9（オメガナイン）を「2：1：2」の比率で含んでいること。体内でつくれない必須脂肪酸のω3、ω6を含みつつ、加熱安定性に優れています。

【カメリナオイルのメリット】

◉バランスがいい

ω3とω6の摂取バランスが崩れない。体内でDHAやEPAになるのに熱に弱かったω3が、加熱調理できるようになった。

◉栄養価が高い

α－リノレン酸のω3、リノール酸のω6、オレイン酸・エイコセン酸のω9が1本にまとまった。さらに、天然抗酸化成分であるビタミンE、β－カロテン、植物性コレステロールなどが含まれ、抗血栓、アレルギー疾患の緩和、肝臓の解毒作用の働きをよくする効果が期待できる。

◉使い勝手がいい

開封後も常温で保存できるので、複数の油を使い分ける必要がない。そのままかけても、炒め物にしても、揚げ物にしても、これ1本でOK。

●クリルオイル

エビに似たプランクトンの一種「南極オキアミ」から抽出精製された健康食用油です。魚から抽出される油は油脂結合型なので水と混ぜると分離しますが、クリオオイルはリン脂質結合型なので水と親和性があり、分離することなく混ざります。このため体内に摂取されたとき、ω3不飽和脂肪酸が細胞間にスムーズに行き渡るのです。

【クリルオイルのメリット】

◉強い抗酸化作用

クリルオイルは、血流を良くし血管をしなやかにするω3と、強い抗酸化作用があるアスタキサンチンを豊富に含んでいる。クリオオイルの鮮やかな赤色は、このアスタキサンチンに由来している。

◉循環系疾患を防ぐ

グリーンランドのイヌイットやアラスカのエスキモーなどの先住民は、かなりの高脂肪食を摂取しているのに循環器系疾患にかかる割合が極めて低い。これはクリルオイルに近い食材を食べているからだと考えられている。

◉期待される効果

メタボリックシンドロームの予防・改善、血液脂質改善、血流改善、血管柔軟性強化、関節炎緩和、シワ改善、皮膚トラブル改善、認知症予防。

キノコ系のスーパーフード

キノコに含まれる食物繊維、β－グルカン、ビタミンDは、代謝活性を高めるアミノ酸（GABAやオルニチン）との複合体として腸から取り込まれ、ヒトの免疫力を高めます。がんやウイルスを抑制し、風邪を予防し、アレルギーを改善してくれるのです。その特性は、免疫細胞（ナチュラルキラー細胞など）の増加を促すだけでなく、自己の体を攻撃する細胞の働きを抑制する「免疫状態を正常な基準値内に保つ」効果もあります。

●代表的なキノコと栄養

キノコに共通して含まれる成分については、第3章の104ページをご覧ください。ここでは種類によって異なるキノコの栄養と効果を述べます。

【椎茸】

◉グルタミン酸が脳の老化防止に役立ちます。◉エリタデニンがコレステロール値を下げ、動脈硬化を予防します。◉エゴステロールが紫外線を浴びてビタミンDに変化し、カルシウムの吸収を促して骨粗鬆症を予防します。

【舞茸】

◉ビタミンB2、ナイアシンが肌荒れを防ぎ、そのほか肌の潤いを保ち美白にする多くの成分を含みます。◉β－グルカンの含有量がキノコ類トップで、強い免疫力があります。◉カロリーが低いうえ肥満防止効果があり、ダイエット食に最適です。

【えのき茸】

◉ビタミンB1の含有量が高いので、ほかのキノコより疲労回復に効果的です。◉神経の高ぶりを抑えるGABAが含まれ、ストレス緩和と安眠効果があります。

【エリンギ】

◉キノコの中でも食物繊維が多く、便秘を解消します。◉カリウムがむくみを解消します。◉中性脂肪の吸収を抑える働きがあり、ダイエットに効果的です。

【ぶなしめじ】

◉オルニチンが多く、アルコールの分解を助けて二日酔いを防ぎます。

●キノコを調理するときの注意点

キノコに含まれる栄養分は水溶性なので、水洗いせず汚れがある場合はキッチンペーパーで拭き取ってください。茹でたら茹で汁まで使うと、栄養素を逃がしません。炒めるときは強火で炒めると、キノコが水っぽくなるのが防げます。

体内のバランスを整え血液を浄化する

霊芝

霊芝は、サルノコシカケ科に属するキノコです。湿気のある山林に自生していますが、クヌギやナラの古木の10万本中2〜3本程度の確率でしか見つかりません。その希少さから、中国では発見されたら村を挙げてお祝いするほど貴重なものと考えられていました。このように貴重な霊芝を人工栽培しようとする試みは、以前から行われてきました。中国では1972年以降安定した人工栽培ができるようになり、その後日本でも人工栽培に成功しています。

●霊芝の成分

霊芝にはアミノ酸やβ－Dグルカン、ミネラル（カルシウム、リン、マグネシウム、カリウム、ナトリウム、鉄、亜鉛、マンガンなど）が含まれ、体内のバランスを正常に戻す働きや血液を浄化する働きがあります。

霊芝は古くから漢方において上薬に分類されてきました。上薬とは、病気を治す薬ではなく、常時服用して体を病気にしないための薬です。長期にわたって服用でき、いつまでも若さを保つことから、不老長寿を望む人に愛用されています。

●霊芝の摂取方法

霊芝自体は硬く噛み切れないため、食用には適しません。おもに煎じて飲まれたり、サプリメントで摂取されたりします。サプリメントで摂取する場合、霊芝そのものを使用した粉末や抽出エキスであることが大切です。

●霊芝の体質改善効果

【免疫力を高める】

霊芝に含まれるβ－Dグルカンはナチュラルキラー細胞やマクロファージなどの免疫細胞を活性化させ、サイトカインの産生を促進して免疫力を高めます。

【高血圧・低血圧の改善】

霊芝には最高血圧においても最低血圧においても、高すぎる血圧を下げ、低すぎる血圧を上げて、正常値に戻す働きがあります。

【神経機能を正常にする】

肩こり、不眠、めまい、イライラ、手足の冷え、疲労感などの諸症状を緩和し、神経機能を正常に保ちます。

【アレルギーの緩和】

免疫機能を正常にする働きから、気管支喘息、アトピー性皮膚炎、じんましん、アレルギー性鼻炎などを緩和します。

【便秘の解消】

霊芝を摂取すると腸内細菌のバランスが整い、腸の働きがよくなって便秘が解消されます。それによって、全身の体調改善も実現します。

昆虫類に寄生したキノコ

冬虫夏草

冬虫夏草とは、キノコが土中の昆虫やクモに寄生し、体内に菌核を形成して地上に棒状の子実体を形成したものの総称です。冬は虫で夏は草（キノコ）になることから、こう名付けられました。本来、中国で冬虫夏草と呼ばれるのは、チベットなどが原産のコウモリガに寄生した子嚢菌類、バッカクキン科のことですが、広義の冬虫夏草はさまざまな昆虫にさまざまなキノコが寄生し、1000種を超えるといわれます。広義の冬虫夏草の代表格は、神社の境内や庭園に分布するニイニイゼミに寄生するセミタケ、雑木林でガの幼虫に寄生するサナギタケなどです。

●漢方薬としての冬虫夏草

冬虫夏草は、古来より中国で漢方の生薬として用いられてきました。用途は強壮の秘薬、鎮静、鎮咳、病後の衰弱、肺結核など重病の治療です。日本には享保13（1728）年に伝えられたという記録があります。

現在でも新種が発見される一方、薬理作用の研究が続けられています。研究の目的は、化学療法後の患者さんのＱＯＬや細胞免疫の向上、Ｂ型肝炎の患者さんの肝機能の向上などです。

●冬虫夏草の摂取方法

中国では冬虫夏草を採取して乾燥させ、漢方の生薬として用いられています。また、薬膳料理の食材としても使われています。

日本では冬虫夏草の人工栽培が行われ、健康食品としてエキスを抽出したり、カプセルや錠剤のサプリメントに加工したりして販売されています。

日本の伝統食系スーパーフード

和食がユネスコ無形文化遺産に登録されて10年が過ぎました。日本の伝統食は、健康食として世界に認知されています。その先陣を切っているのは「発酵食品」です。味噌、醤油、酢、みりん、酒、ぬか漬け、納豆など、日本の食卓には多くの発酵食品があります。発酵は微生物の働きによるもので、温暖で湿度の高い気候風土を活かした、日本固有の食文化といえるでしょう。ここでは日本の食文化を代表するスーパーフードとして、玄米・米ぬか、ぬか漬け、納豆を紹介します。

ダイエット・健康・美容にいい食物繊維の豊庫

玄米・米ぬか

玄米には、ダイエット中に必要な食物繊維、カリウム、マグネシウム、ビタミンB群、鉄など、健康や美容に役立つ栄養素が豊富に含まれています。しかし「炊きにくい」、「食感が固い」、「香りが苦手」、「消化に悪い」などの理由で敬遠されがちです。白米は、炊くと艶があって甘みや粘り気を感じ、消化吸収しやすいため多くの日本人の常食となっています。

玄米を精米するとき、表面を削ってできるのが米ぬかです。ここには、玄米にある栄養素の約9割が含まれています。

●米ぬかに含まれる栄養成分

米ぬかは、便通改善や整腸効果など「胃腸系」の生理機能アップ、肌荒れ解消やアトピー・花粉症改善など「皮膚系」の生理機能アップ、血液サラサラや血糖値コントロールなど「血液系」の生理機能アップにつながる栄養成分を含みます。

その一つであるフェルラ酸はポリフェノールの一種で、近年わが国の国民病となりつつある認知症の予防・改善効果が期待されています。

●玄米と白米の栄養比較

炊いた玄米と白米の100gあたりの栄養成分を比較してみましょう。

炊いた状態のご飯100gあたりの玄米と白米の比較

	エネルギー	タンパク質	脂質	炭水化物	食物繊維	カリウム	マグネシウム	鉄	ビタミンB1	ビタミンB6
玄米	152kcal	2.8g	1.0g	35.6g	1.4g	95mg	49mg	0.6mg	0.16mg	0.21mg
白米	156kcal	2.5g	0.3g	37.1g	1.5g	29mg	7mg	0.1mg	0.02mg	0.02mg

※日本食品標準成分表2020年版より改変して掲載

エネルギーはわずかに玄米が低いだけですが、その他の栄養素は、かなり玄米が高いことがわかります。これを捨ててしまうのは、毎日のことなので、とてももったいないことです。主食はおいしさ優先で白米にしても、ときにはぬか漬けなどを食べて、米ぬかの栄養成分を補ってはいかがでしょう。

●不溶性食物繊維の大切さ

食物繊維には、水に溶ける水溶性食物繊維と、水に溶けない不溶性食物繊維があります。酪酸菌のエサになるのは不溶性食物繊維です。玄米には両方が含まれていますが、炊くと不溶性食物繊維が多くなるという特徴があります。

腸活に威力を発揮する日本の伝統食

ぬか漬け

ぬか漬けが健康にいいといわれるのは、腸内環境を整えてくれるからです。ぬか漬けには、酪酸菌が多く含まれています。酪酸菌は乳酸菌やビフィズス菌と同じ善玉菌の仲間です。日本人の腸は、乳酸菌を吸収するのが苦手ですが、酪酸はよく吸収するという特性を持っています。酪酸菌を含む食品は、ぬか漬けのほかには臭豆腐しかないので、ぬか漬けは腸活に貴重な食品といわなければなりません。

ぬか漬けには「腸内の免疫力を高める」、「下痢症を改善させる」という作用があります。さらに、「大腸がんを予防する」、「糖尿病を予防する」効果も期待されています（第3章101ページ参照）。

●ぬか漬けのつくり方

コロナ禍が拡大した2020年頃からしばらく、「おうち時間」が増えた影響で「マ

生のキュウリとぬか漬けの比較

（100gあたり）

	ビタミンB1	カリウム
生のキュウリ	0.03mg	200mg
ぬか漬けのキュウリ	0.26mg	610mg

※日本食品標準成分表2020年版より改変して掲載

イぬか漬け」が静かなブームになりました。日本には数多くの発酵食品が市販されていますが、ぬか漬けは家庭でもつくれるのがメリットです。

米ぬかに水や塩を入れて混ぜ合わせた「ぬか床」には、乳酸菌や酵母などの微生物が増殖します。発酵と腐敗は紙一重なので、ぬか床は腐らせないように時折かき混ぜ、塩分を調整しなければなりません。

ポピュラーなぬか漬けの素材は、なす、キュウリ、大根、かぶ、ニンジン、白菜などです。そのほかセロリ、ミョウガ、ショウガなどの香味野菜も適しています。ゆで卵やアボカドとなると、趣味が高じたぬか漬けです。ぬか床に調味料として昆布、唐辛子、山椒などを入れると、さらに味わいが深くなります。

●ビタミンやカリウムが増す

ぬかにはビタミンB1やカリウムが多く含まれています。そこに野菜を漬け込むと、漬け込まれた野菜の栄養価も上がるのです。

ビタミンB1は9倍近く、カリウムは3倍以上増えていることがわかります。ビタミンB1はご飯の代謝を助けてくれ、カリウムは余分なナトリウムを排出してくれるので、ご飯の友で塩分が多いぬか漬けは、理想的な食品です。

日本の食卓に欠かせない発酵食品

納豆

納豆は納豆菌なしではつくれません。納豆菌は、わら、枯れ草、土の中など日本のどこにでもいる菌です。納豆の栄養成分は大豆から引き継がれたものもありますが、大豆と納豆菌が一緒になって発酵することで生まれてきた成分も少なくありません。

「畑の肉」といわれる大豆の高い栄養分を、発酵がさらに高めているのです。

●大豆から生まれたネバネバ食品

もともと大豆には、多くの栄養素が備わっています。タンパク質（必須アミノ酸をバランスよく含有）、大豆レシチン（総コレステロールを下げる）、大豆サポニン（抗酸化作用や血中脂質の低下）、大豆イソフラボン（骨粗鬆症の予防や更年期の不調を改善）などです。

大豆が発酵した納豆は、ネバネバしています。これはL－グルタミン酸とD－グルタミン酸からなる「γ－ポリグルタミン酸」によるものです。これは多くの発酵食品の中でも納豆に多く存在し、血糖値抑制効果を発揮します。つまり食後の血糖値の上昇やインスリンの過剰な分泌が抑えられるのです。

「納豆はたくさんかき混ぜたほうがおいしくなる」といわれますが、これはかき混ぜるとγ－ポリグルタミン酸がちぎれて、旨味成分であるグルタミン酸の存在が増すからだといわれています。

●納豆に含まれる健康成分

【ビタミンK2】

股関節骨折の予防効果があります。高齢になって寝たきりの原因となる股関節骨折は、納豆消費と反比例しているのです。納豆消費の少ない関西は、関東以北に比べて股関節骨折率が有意に高いことがわかっています。

【ナットウキナーゼ】

血栓症の抑制効果があります。健康な人たちを2グループに分け、納豆か煮た大豆かを食べてもらった結果、煮た大豆グループの血液中には血栓溶解酵素がほとんどなかったのに比べ、納豆グループでは8時間にわたって血栓を溶かす働きが持続しました。

【ポリアミン】

アンチエイジング効果があります。細胞分裂や増殖に欠かせないポリアミンは、加齢に伴って産生が落ちますが、納豆を摂ることで補うことができます。

緑茶

緑茶にはカテキン、テアニン、カフェインという三つの薬効成分があります。そのほかビタミンやミネラル、食物繊維などの栄養素を含み、カリウムも含むので血圧コントロールにも適した飲み物です。世界の国や地域にはそれぞれの民族が好むお茶があります。日本の場合、日本食とともに飲み続けられてきた緑茶がそれにあたります。煎茶、玉露、抹茶、番茶など形態はいろいろありますが、緑茶は日本の伝統食の一部なのです。

●お茶と発酵の深い関係

世界中で飲まれているお茶は、すべて同じツバキ科の木（通称お茶の木）からつくられます。それが緑茶、烏龍茶、紅茶、プーアール茶に姿を変えるのは、発酵のタイミングが異なるからです。

お茶の葉には酸化酵素が含まれていて、摘んだあとそのままにしておくと、どんどん発酵が進みます。

◉**不発酵茶**：緑茶です。摘んですぐ加工するので茶葉の緑色が残ります。

◉**半発酵茶**：烏龍茶です。発酵がある程度進んだ段階で加工を始めるので、緑茶と紅茶の中間の色合いになります。

◉**発酵茶**：紅茶です。茶葉が十分発酵してからつくられるので、濃い色になります。

◉**後発酵茶**：加熱して発酵を止めた後、微生物を使ってさらに発酵させるので、黒いお茶になります。中国のプーアール茶が有名です。

●緑茶に含まれる有効成分

【カテキン】

緑茶の渋み成分です。ポリフェノールの一種で、血圧、血糖、悪玉コレステロールの上昇を抑え、生活習慣病の予防効果があります。ほかにも抗酸化作用、紫外線吸収作用、抗菌作用、抗アレルギー作用があります。

【テアニン】
緑茶の旨味成分です。リラックス効果、睡眠改善作用、記憶力改善作用などがあります。「うつ」を改善し、心の健康を守ってくれる大切な成分です。

【カフェイン】
緑茶の苦味成分です。覚醒作用、利尿作用、作業効率の向上作用があります。

※緑茶は飲み過ぎると依存症や不眠症を引き起こしますが、適量であれば体と心の健康を守ってくれます。

Column

高齢者は意識して水を飲もう

水の大切さは、いくら強調してもし過ぎることはないほどです。特に高齢者は、渇水中枢の感度が落ちているので、意識的に水を飲まなければなりません。体内で水分が不足すると、筋肉内に蓄積された水分が補ってくれますが、高齢者は筋肉量が少なくなっているためうまく補えません。意識して水を飲まないと、すぐに脱水症を起こしてしまうのです。

体内の水分が不足すると、血液の粘度が高まって血流が悪くなり、頭痛、食欲不振、脱力感にとらわれます。これが脱水症です。高齢者は自分が脱水症になったことに気づきませんし、周囲に訴えたりもしません。そのため周囲の人が、「あの人元気がないな」「食欲がないみたいだな」と気づいてあげなければなりません。そのほか脱水症の初期症状は、尿量の減少、便秘、吐き気、37℃前後の発熱（微熱）、皮膚の乾燥などです。また、高齢者は脳脊髄液の排出が遅くなり、脳に水が溜まりやすく水頭症になりがちなのですが、こちらも初期には水負荷を与えることで改善することが報告されています。

では、1日にどれくらい水を飲めばいいのでしょうか。体重60kgの男性が1日に排泄する水分は、尿や便が1600mℓ、呼気や汗など（不感蒸泄）が900mℓで、計2500mℓになります。これを補わなければなりませんが、自然に補給されるのは食物中に含まれる水分が1ℓ、体内でつくられる代謝水が300mℓです。計1300mℓで1200mℓ足りません。この分を補給しなければならないので、予備量を考えて最低でも1日1500mℓの水が必要です。目標として1日1.5～2ℓの水を飲み、身体を循環させましょう。（藤本）

あとがき

医師　小林崇記《こばやしたかのり》

私は文系の大学を卒業後、デイサービスの開設・運営に携わる傍ら、自身も介護職員として、第一線の現場で仕事をしてきました。

ところが利用者である高齢者の方々と接するうちに、今ある医療だけでは解決できない問題があることに気づきました。

たとえばある高齢女性は、10を超える薬を飲んでいて、常に頭痛やふらつきなどの不定愁訴を訴えておられました。もちろん、体調不良の原因をいきなりそこに結びつけるのは少し乱暴ではありますが、ポリファーマシー(多剤併用による副作用などの弊害)の可能性は捨てきれないと思い、その女性に「主治医の先生に薬剤を調整するように相談してみませんか？」と提案してみました。

しかし、その方から返ってきた答えは、「いや、お医者さんが飲むようにおっしゃるんだから全部飲み続けます」というもの。一介護職員である私のいうことには耳を傾けないといった態度に、私は心底悔しい思いをしたのです。

目の前の高齢女性の健康のことを心から考えてアドバイスをしているにもかかわらず、医師という肩書きがないだけでこんなにも信用されないという事実。

それならば、私自身が医師として、こうした方々の健康の相談に乗ってあげたい。ポリファーマシーで悩む高齢者を日本から一人でも減らしたい。

そんな想いから医師を志しました。

症状が増えるたびに、疾患のコントロールが悪くなるたびに、薬を足していく「足し算」の医療ではなく、体質改善を通して、少しでも内服しなければならない薬を減らしていく「引き算」の医療を提供したいというのが私の医師としての理念です。

今、日本において生活習慣病が増え続けています。もちろんそれに対する治療薬も進んでいますが、私の目からすれば、西洋医学はあまりに対症療法的に思えてなりません。

たとえば高血圧に対しては降圧剤、糖尿病に対しては血糖降下薬が処方されます。それも必要なことではあるのですが、同時に生活習慣の改善があってしかるべきです。それがあってこそ根本的な治療が可能となるのです。

そして生活習慣の中でも特に重要なことの一つが「食生活の改善」です。それは私自身が身をもって体験したことでもあります。

私の場合、両親ともに、健康に関わる仕事をしていたこともあり、小さい頃から家にはサプリメントが並んでいました。

母は昔から根っからの病院嫌いで、病気をしても病院へ連れていかれた覚えはありません。「風邪は自己免疫で治るから薬はいらない。風邪をひいてもすぐ治る体を普段からつくることが大事」と、私が風邪をひいたときもよく、サプリメントを飲ませてくれたものです。

おやつやジュースの類は体に悪いからという理由で、家には一つもなかったし、今思えば食卓にはいつもバランスの取れた食事が並んでいました。

父の仕事を手伝いながら、4人の子どもたちの健康を「栄養」という根本の部分から支えてくれた母には感謝しかありません。

おかげで私は、小さい頃から、病気という病気に罹った覚えがなく、風邪をひいたのも、もう何年前かもわからないほど、体調不良とは無縁の生活を送ることができています。

そういった経験から食生活や健康補助食品によるバランスの取れた栄養補給の重要性ということを幼少期から体験してきたのです。

食生活や栄養素が健康にとって、また病気を予防する上で非常に重要な役割を果たしていることは、体感的には何となく理解していましたが、医学部の授業ではそういったことは教えてくれませんでした。

そこで私は栄養学をメカニズムから知識として吸収し、それを患者様に伝えるべく、自ら学ぼうと思い立ちました。

そんな折、縁あって藤本先生の勉強会に参加させていただき、最新栄養学についての知見を得ることができたことは、大変幸運なことだったと思っています。

生活習慣病を予防・改善し、健康を保つためには最新栄養学の知識が不可欠です。みなさんもどうか本書で最新栄養学を学び、若々しく美しく、イキイキと健康な毎日を送っていただきたいと心から願っています。

あとがき

医師 医学博士 工学博士 薬学博士 クリニックF院長 藤本《ふじもと》 幸弘《たかひろ》

日本の平均年齢が50歳を超えて、一気に高齢化社会を迎える今、いつまでも若々しく元気でいるためには、今までの栄養学とはちょっと違った切り口が必要です。

数年前に『ディフェンシブ栄養学』という本を出しました。ディフェンシブは「守り」という意味です。この本には「美しくやせる食べ方」という副題をつけました。痩せるには食べなければいい、という考え方は成り立ちません。美しくかつ健康的であるためには、必要な栄養素を摂取しつつ、あらゆる臓器の予備能力を上げ、さらに防御能力を高めるディフェンシブな考え方が必要である、と考えました。

「ディフェンシブ栄養学」はそのような立場から、身体に必要な50の要素を取り上げ図式化し、さらに六大栄養素をもれなく摂り、健康を害する可能性をリスクヘッジする方法を書きました。

本書『オフェンシブ栄養学』では、その先へと踏み込んでいます。オフェンシブが

「攻め」という意味であるように、健康を守るだけではなく、より元気に、人生を明るく楽しいものにするための最強の食材と食べ方を紹介しているのです。

両者の違いをわかっていただくには、栄養学と医学の関係を知ってもらわなければなりません。かつて栄養学会は、医学会と近い関係にありました。しかし1900年代初頭に医学から離れ、独自の歩みを始めたのです。そのため日本では、栄養学と医学の交流がなくなってしまいました。思えば医学部のカリキュラムにも栄養学はありませんでした。

私の母は栄養士の資格を持っています。現在80歳ですが、昔彼女が習っていた内容と、今の栄養士が習っている内容にあまり大きな違いはないといいます。変化といえば、厚生労働省が「日本人の食事摂取基準」を発表し、5年ごとに改訂していることぐらいです。これは国民が摂取すべきエネルギーと栄養素の基準値で、栄養失調と過剰摂取による健康被害を防ぐ目的で公表されています。

一方で医学は、1世紀かけて大きく進歩しました。その変化は冒頭の第1章でも示しましたが、目を見張るような進歩です。また本書では触れていませんが、医学の世界では、生体内における日内リズムに合わせて食生活を提案する「時間栄養学」といった概念も出てきており、食のタイミングの新たなエビデンスが積み重なりつつあります。

本書は旧態依然とした古い栄養学を離れ、一部で意識の高い人々に実践されている攻めの栄養学を「オフェンシブ栄養学」として紹介しました。キーワードとして「抗酸化力」「免疫力」「テストステロン」「ヒポクラテスの教え」「スーパーフード」を挙げました。興味のある項目から読んで頂いても楽しんで頂けるよう、工夫したつもりです。

本書制作の協力者である小林崇記医師と私は、小林先生のお父様である学校法人近畿医療学園理事長の小林英健氏を介して知り合いました。

お互い文系の大学（早稲田大学商学部 - 小林／慶應義塾大学経済学部 - 藤本）を経て医学部に入り直した共通点があり、生活習慣病予防や健康を維持するための医療に興味を持っていたので、定期的に栄養学や医療統計学の勉強会を開いています。

私たちは健康を保つためには生物としての「人」が持つ自然治癒力を引き出すこと、そして未病のために何よりも重要なのは食べ物（栄養学）であると考えています。一般読者が読みやすいような文章構成やコラムの執筆で多大なご協力をいただいた小林崇記医師には厚く御礼申し上げます。

著者プロフィール

藤本幸弘　ふじもと・たかひろ

医師・医学博士・工学博士・薬学博士 クリニックF院長
東京都市大学工学部医用工学科 元客員教授。
1970年神奈川県鎌倉市生まれ。東京大学大学院医学系研究科修了、東海大学大学院総合理工学系研究科修了、慶應義塾大学薬学系研究科修了。米国レーザー医学会(ASLMS)専門医。欧州皮膚科性病科学会(EADV)国際認定医。
東京大学医学部附属病院にて研修医。さらに神奈川こども医療センター、東京都健康長寿医療センター、東京大学医学部附属病院、東京大学医科学研究所附属病院(東京大学助手)を経て、2007年に東京都千代田区に肌質を若返らせるレーザー専門クリニックであるクリニックFを開業。クリニックF公式ブログ『新国際学会周遊記』は世界の最新医療が載せられたブログで、国内レーザー企業の初期研修やアンチエイジングレーザードクターの情報源として月に数万アクセスを誇る。

協力者プロフィール

小林崇記　こばやし・たかのり

医師。1987年大阪府八尾市生まれ。奈良帝塚山高等学校。2011年、早稲田大学商学部を卒業、株式会社オープンドアに入社、営業職としてサラリーマンを経験。2012年、株式会社健心代表取締役としてデイサービス健心布施を開設、運営。2015年、関西医科大学医学部医学科入学。2021年、関西医科大学医学部医学科卒業。2021年～2023年、関西医科大学附属病院にて初期研修。現在、済生会野江病院救急集中治療科で勤務。

医者がすすめる「最強の食べ方」
オフェンシブ栄養学

発行日　2023年10月26日 初版第1刷

著　者　藤本幸弘《ふじもとたかひろ》
協　力　小林崇記《こばやしたかのり》
発行者　坂本桂一
発　行　オリーブの木
〒161-0031 東京都新宿区西落合4-25-16-506
TEL 03(6388)6806
https://www.olivetree.co.jp/
発　売　星雲社（共同出版者・流通責任出版社）
制作・編集　オフィスふたつぎ
ブックデザイン　吉崎広明（ベルソグラフィック）
本文・カバー使用画像　Foxys Forest Manufacture,Daiquiri/Shutterstock
印刷・製本　株式会社シナノパブリッシングプレス

ISBN978-4-434-32631-8　C0047

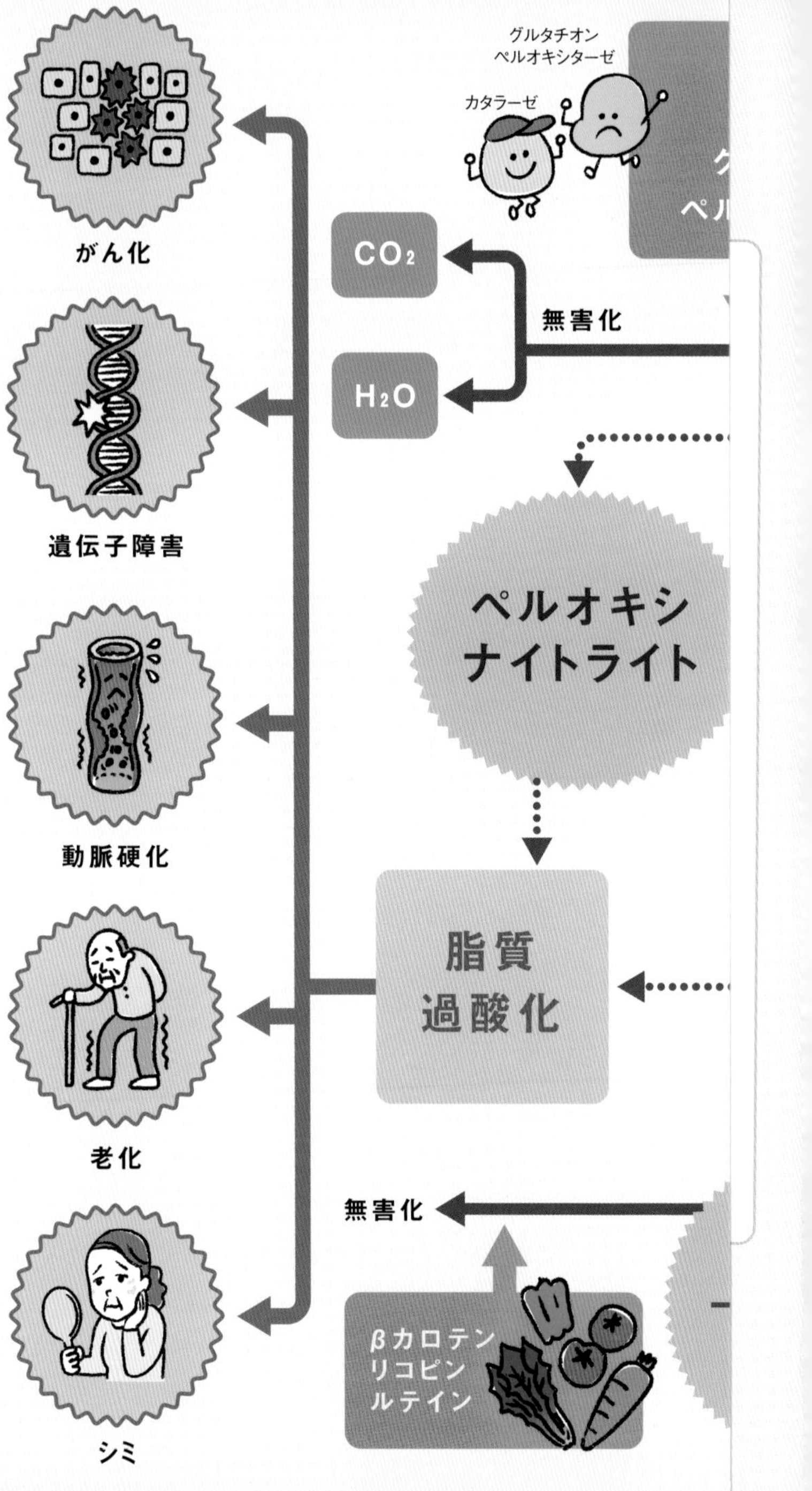
グルタチオン
ペルオキシターゼ
カタラーゼ
CO2
無害化
H2O
ペルオキシ
ナイトライト
脂質
過酸化
無害化
βカロテン
リコピン
ルテイン
がん化
遺伝子障害
動脈硬化
老化
シミ